村松早織の **登録販売者 合格のオキテ100**

登録販売者試

村松早

［著］

JN039844

KADOKAWA

本書の特徴と使い方

① 今までなかった「学習効果」が抜群に上がる本！

本書は、**「必修ポイントを深掘りすることで学習効果を上げる」**これまでにない本です。理解することで問題が解けるようになり、暗記がラクになります。学習のスタートから試験直前まで役立つ必携の1冊です。

② 初学者・独学者の疑問を解決できる

学習上の疑問や悩みがあっても、1人で解決するのは難しいものです。本書は、実際にあった数多くの質問から、試験に関連する特に重要なものを解説。**独学の不安がなくなります。**

③ 指導実績1千人の人気講師が執筆

村松早織講師は1千人超の指導実績や『医薬品暗記帳 医薬品登録販売者試験絶対合格！』（金芳堂）などの著書がある登録販売者試験対策の第一人者です。その**合格メソッドがこの本で手に入ります。**

本書は次のような人におすすめです。

◎ 絶対に一度で合格したい人

一読すれば合格ポイントが自然とわかるため、テキストを学ぶ際の学習効率がグンと上がります。

◎ 疑問点が多くはかどらない人

テキストや問題集で学習する際のガイドブックとして、活用しましょう。疑問点をすぐに解決することで、知識がしっかりと身につきます。

◎ 医薬品の理解をもっと深めたい人

本書は手引きに記載された知識を深掘りしています。そのため、受験後の実務でも使える医薬品の理解がぐっと深まります。

◎ やる気が出ない人

読むだけで気軽に知識が身につくため、学習への苦手意識が少なくなり、モチベーションアップにつながります。

本書はこうして使う

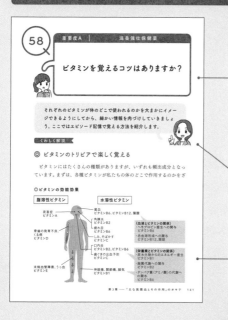

質問（オキテ）の重要度を
A（必ず理解する）、B（理解する）、
C（読んでおく）で表示

受験者の疑問に村松先生がズバリ回答。合格ポイントがすぐにわかる

豊富な図表で理解が深まる

試験に出るポイントや理解のコツがわかる

ワンポイント

第3章で数多く登場する成分グループは、アドレナリン作動成分と抗コリン成分です。また、抗アドレナリン成分は試験では出題されず、コリン作動成分はネオスチグミンメチル硫酸塩とカルプロニウム塩化物の2種類のみが出題されます。

ゴロ合わせで必須の暗記用語が楽しく覚えられる

ゴロ合わせ

<u>グアーっと</u>　　　　　　　　　　　促進！
グアイフェネシン、グアヤコール　　粘液分泌促進

文章の間違いを探して理解度を高められる

間違い探し

Q 次の文章の間違いを探してみましょう。
「幼児という場合には、おおよその目安として、生後4週以上、7歳未満の年齢区分が用いられる。」

A 「生後4週以上」が誤りで、「1歳以上」が正しい記述です。

はじめに

本書は、これまで私に寄せられた受講者の質問をベースに、試験で特によく問われるものの、初学者や独学者の理解が難しいポイントを厳選し、「合格のオキテ」として解説しています。その内容は、「勉強法」から「手引きや出題のポイント」「医薬品の覚え方」まで幅広く扱っています。

登録販売者試験は、厚生労働省「試験問題の作成に関する手引き」から出題されますが、近年、暗記だけでは解けない問題も見られるようになりました。合格を確実にするためには、こうした問題に対応する必要があります。**応用問題を解くには、普段から「なぜそうなるのか？」と根拠を理解しながら学習することが重要です**。本書の解説を読んで、目からウロコが落ちたような気分になってもらえるといいな……と思いながら執筆しました。読み物としても楽しく読めますので、息抜きに少しずつ読むのもよいでしょう。

ところで、皆さんは、「すばらしい講師」とはどのような人だと思いますか？　私が講師を始めたころは、「解説がわかりやすく生徒を楽しませられる人」だと思っていました。それももちろん大切ですが、さまざまな講義を経験し、**講師の力量は「生徒から質問が飛んできたときに現れる」**と考えるに至りました。質問に答えるには、意図を正確に把握し、必要な知識を瞬時に伝えられるスキルが必要です。こればかりは、場数を踏んで鍛えるしかありません。つまり、生徒からの質問が講師をレベルアップさせるのです。

本書は受験者のみなさんと一緒に作り上げた、血と汗と涙の結晶だと思っています。その結晶が、これから受験される皆さんの「やる気の起爆剤」になることを、心より願っています。

登録販売者試験講師　**村松早織**

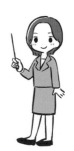

CONTENTS

序章 ┃ 勉強法のオキテ

<table>
<tr><td>第 3 章</td><td>「主な医薬品とその作用」
のオキテ</td></tr>
</table>

第 **4** 章 ║ 「薬事関係法規・制度」のオキテ

第 5 章 「医薬品の適正使用・安全対策」のオキテ

▶ 本書は2023年12月時点の情報および厚生労働省「試験問題の作成に関する手引き（令和5年4月）」に基づき原稿執筆・編集を行っています。

▶ 本文表中の「出題頻度」は、全国8ブロックにおいて、「A」超よく出る（例年ほぼすべてのブロックで出題される）、「B」よく出る（例年4～5ブロックで出題される）、「C」ときどき出る（例年2～3ブロックで出題される）、「－」あまり出ない（ほとんど出題されない）で示しています。

成分名	出題頻度
センソ/蟾酥	A
ゴオウ/牛黄	A
ジャコウ/麝香	B

▶ 試験に関する最新情報や具体的な申込手続については、各試験実施団体のウェブサイト等でご確認ください。

▶ 医薬品の製名は、一般に各社の登録商標または商標です。本文中では、™、©、®マークなどは表示していません。

編集協力 ▶ 西村舞由子（編集工房まる株式会社）
校閲協力 ▶ 鎌田晃博／杉原道寿／株式会社ルーチェスタイル
本文レイアウト ▶ 喜來詩織（エントツ）　　イラスト ▶ 川良くも

── 序章 ──

勉強法のオキテ

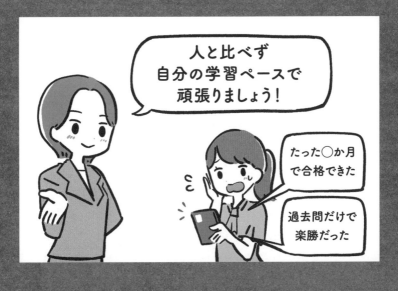

1 Q

独学でも合格できますか？
勉強時間や学習スケジュールの
目安を教えてください。

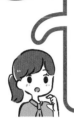

もちろん独学でも合格できます。合格までの勉強時間の目安は
300〜400時間ですので、学習期間を3〜4か月として計画
を立ててみましょう。

くわしく解説

　独学で登録販売者試験に合格した方はたくさんいらっしゃいます。ただ
し、**自分が独学に向いているかどうかを見極める必要があります。**

◎ 独学向きかチェックしよう

①講師や仲間がいなくても学習を進められる
　1人で長期間モチベーションを維持できれば、独学に向いています。

②まとまった学習期間が必要な資格試験に合格したことがある
　成功体験があると、合格までの道筋が見えやすいためです。

③計画を立てて学習が進められる
　学習範囲が広いため、夏休みの宿題を最後にまとめてこなすタイプの方
は注意が必要かもしれません。

④インターネットやSNSなどでの情報収集が得意
　自力でわからないことを調べたり、SNSで有益な情報や学習仲間を見つ
けることのできる人は独学に向いています。

⑤行動を「決断」できる
　独学は、学習教材や学習方法など、次々に「決断」しなくてはならない
ため、決めることが苦手な人は負担に感じるかもしれません。

◎ 無理のない勉強時間や学習スケジュールは？

　医薬品の知識がまったくない人が毎日コツコツと勉強しようとする場合、1日の学習時間は下表が目安になります。どの程度の学習時間・期間に設定するかは、受験予定の試験日程や自分の能力・性格などにもよります。試験日まで余裕があれば、**400時間を4か月でこなすペース**で計画を立ててみましょう。

　また、週末しか勉強時間が取れない人は、1週間あたりの学習時間の目安も把握しておきましょう。

◎学習スケジュールの目安

学習時間／期間	3か月間	4か月間
300時間	3時間20分／日 23時間20分／週	2時間30分／日 17時間30分／週
400時間	4時間30分／日 31時間30分／週	3時間20分／日 23時間20分／週

◎ 人と比べず自分のペースで

　インターネットやSNSでは、「たった○か月で受かった」「初受験でも簡単に合格できた」などといった情報があふれていますが、焦る必要はありません。なぜなら生活環境は誰一人として同じではなく、**学習に割ける時間も人それぞれ**だからです。

　例えば、「退職中で勉強時間をまとめて確保できる人」と「ダブルワークや子育てをしながら学習している人」では、集中して取り組める時間が異なって当然です。どうしても他人と比べて落ち込んでしまうときは、そういった**情報を完全にシャットアウト**して、**自分に意識を集中**してくださいね。自分の大切な時間を有効に使いましょう。

自分なりの学習法で
合格を目指しましょう！

2

年齢的に記憶力に不安があるのですが、合格できるでしょうか？

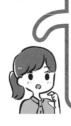

> 合格できます。最新の研究では、年齢と記憶力には相関がないとされています。年齢に対する思い込みをやめて一歩踏み出しましょう。

くわしく解説

　私の経験上、この質問のような「年齢に関する悩み相談」が多い年代は、**40、50代**です。逆に60、70代の受講者からは、このような質問を受けたことがありません。年齢に関する悩みは、むしろ、**仕事や家庭のことで忙しく、時間に余裕のない年齢層**に多いようです。

◎ ネガティブではなくポジティブに思い込む

「記憶力が悪いのは年齢のせい」という思い込みは、学習のパフォーマンスに悪い影響を与える可能性があります。この根拠として、記憶に関する興味深い実験を紹介します。

［実験方法］
①年配者と若者を集めて２つのグループに分ける
②１つめのグループには「記憶力のテストを行うが、このテストは通常、高齢者の方が悪い成績になる」と伝えてからテストを受けてもらう
③２つめのグループには「ただの心理学のテストを行う」と伝え、１つめのグループと同じテストを受けてもらう

［結果］

　1つめの「記憶力のテストは高齢者が不利である」という先入観を与えたグループでは、若者に比べて**年配者の方は低い成績が出ました**。ところが、先入観を与えない2つめのグループでは、年配者の正答率が高く、**若者と同じ成績になりました**。この実験は、ネガティブな思い込みが自分の能力の足かせになる可能性を示唆しています。「自分はできる！」と前向きな思い込みをするようにしましょう！

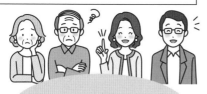

思い込みのあるグループ
成績 年配者 ＜ 若者

思い込みのないグループ
成績 年配者 ＝ 若者

◎ 知識が一生の宝物になる

　受験者のなかには、合格できるか不安を抱えている人も多いでしょう。不合格になれば、学習に費やした多くの時間がムダになってしまうと考え、勉強に集中できないという人もいるかもしれません。

　しかし、試験で勉強する知識は、**OTC医薬品**※の知識です。受験勉強とはいえ、「OTC医薬品にはどのようなものがあるのか」「家族やパートナーに不調があったときにどのような薬を選べばよいのか」などを知ることができます。たとえ合格できなかったとしても、これからの人生で役に立つ知識が身につくのです。おそれずに自信を持って学習を進めてください。

※OTC医薬品：「市販薬」と呼ばれることもある。OTCは「Over The Counter(カウンター越しの)」の略で、具体的には要指導医薬品と一般用医薬品のことを指す

［参考文献］上大岡トメ、池谷裕二著『のうだま2 記憶力が年齢とともに衰えるなんてウソ！』(幻冬舎)

重要度A ｜ 勉強法

勉強の進め方が知りたいです。テキストは最後まで読んでから問題を解くべきでしょうか？

基本はインプット（入力）とアウトプット（出力）の繰り返しです。大きく分けて3つの進め方がありますが、自分に適した方法で学習しましょう。

くわしく解説

　何かを覚えるときは、インプットとアウトプットを組み合わせて行います。インプットは「読む・聞く・見る」、アウトプットは「書く・話す・魅せる（プレゼンする）」に該当します。この比率は3：7がよいといわれています。

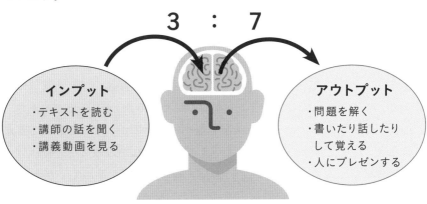

◎ 知っておきたい勉強の3つの進め方

　先ほど勉強の進め方は3つあるといいましたが、次ページの表でその種類と特徴を示しています。

◎勉強の進め方の3タイプ

種類	具体的な方法	特徴
①テキスト優先型	テキストを最後まで読み込んでから問題演習に入る	長所：試験内容の全体像がつかみやすい 短所：テキストの読み込みを重視しすぎると問題演習の時間が不足する
②章 or 章細分化攻略型	章ごと、もしくは章をさらに細分化し、テキストの読み込みと問題演習を繰り返す	長所：単元ごとに区切るため理解が進みやすい 短所：章を細分化しすぎると問題が解きにくくなる
③問題演習重視型	最初から問題を解いてテキストで理解を深める	長所：実践から入るため最も効率的 短所：解けない問題が多いと挫折する可能性がある

◎ 合格者に最も多い勉強の進め方は？

　合格者388人に聞いたアンケート（2023年）では、①38％、②30％、③32％と「①テキスト優先型」が最も多い結果となりましたが、そこまで明確な差はありませんでした。逆にいえば、**計画性があればどの方法でも合格できる**ということです。やってみないとわからないこともありますので、自分に合いそうな方法で一度始めて、合わなければ途中で変更するのもよいでしょう。

[参考文献] 樺沢紫苑著『学びを結果に変えるアウトプット大全』（サンクチュアリ出版）

4

おすすめの暗記方法はありますか？

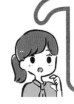

> 復習あるのみですが、個人の体験やできごとに関する「エピソード記憶」をフル活用して暗記しましょう。

くわしく解説

　記憶には、**短期記憶**と**長期記憶**の2つがあります。どのような情報もまずは短期記憶を経由し、必要な情報のみが長期記憶に保管されます。しかし、短期記憶はわずか数分で消えてしまうため、勉強の内容を長期記憶へと移行させる必要があります。そのためには、**記憶した内容の使用回数を増やす**、つまり、**何度も復習する**ことが大切です。

◎ 大人の暗記はエピソード記憶で

　また、長期記憶は、**エピソード記憶**と**意味記憶**、**手続き記憶**の3つに大きく分かれます。

　エピソード記憶は「個人の体験やできごと」に関する記憶、意味記憶は「知識（事実や概念）」に関する記憶、手続き記憶は「体で覚える」記憶です。このうち、意味記憶は10歳前後でピークを迎え、それ以降は**エピソード記憶**が優勢になっていきます。さらに、意味記憶をする力は年齢と共に衰える一方で、エピソード記憶には「**忘れにくく思い出しやすい**」という利点があります。そのため、大人の暗記は丸暗記ではなく、エピソード記憶を使って覚えましょう。

◎ 記憶のメカニズム

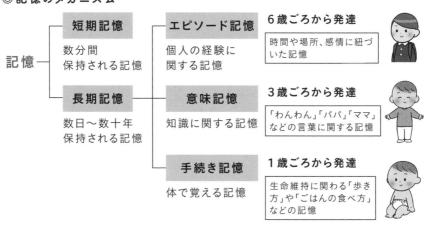

◎ エピソード記憶による暗記方法はこれだ

①ゴロ合わせを作る

　ゴロ合わせや**替え歌**などを自分で作るのもエピソード記憶を利用する方法です。性質上、人が作ったものを丸暗記するのは意味記憶に近く、覚えにくい側面があります。そのため、自分で作るのがよいでしょう。「カンニングペーパーを作っているうちに覚えてしまった」というエピソードがあるように、自分で要点を抜き出して作ったものは、過程と共に記憶されやすいのです。

②単語を「推し」のキャラクターに紐づける

　例えば、「クロルフェニラミン」が鼻炎症状に用いられることを覚えたい場合、「黒（クロ）を想起させるキャラクターが鼻水を垂らしている様子」をイメージするといった方法があります。このときのキャラクターは、自分が好きな「推し」を紐付けた方がより鮮烈なイメージを残すことができます。

③ストーリー仕立てにする

　学習内容をストーリー仕立てにするのもよい方法でしょう。例えば、漢方薬の効能効果は、「**しばり**（使用制限）」と「**症状**」からできています。な

お、しばりとは「この漢方薬はこんな体力・体質の人に効果的ですよ」という前提条件のことです。

> **麻黄湯の効能効果**
> **しばり**：体力充実して、かぜのひきはじめで、寒気がして発熱、頭痛
> があり、咳が出て身体のふしぶしが痛く汗が出ていないもの
> **症状**：感冒、鼻かぜ、気管支炎、鼻づまり

そこで、漢方薬を覚えるときには「しばり」のイメージに合う人やキャラクターを思い浮かべます。例えば、**「ドラえもんに出てくるのび太やジャイアンがかぜで来店したら何を選ぶ？」**といったように考えてみるのです。

また、本書の第3章で生薬の覚え方について記載していますが、こちらもエピソード記憶による暗記方法になるので、読んでおきましょう。

◎ ワクワクする気持ちを大切に

これは学習のコツですが、**感情はエピソード記憶と密接な関係がある**ので、最大限活かしてみましょう。例えば、次のような方法があります。

・イラストや漫画の入ったテキストを活用する
・成分の勉強をするときにドラッグストアで実際の商品を見てみる
・テキストにイラストを書き込んだり、プチ情報を盛り込んだりする
・図書館やカフェなどいつもと異なる環境で勉強してみる

> **ワンポイント**
>
> ここでは脳科学的におすすめの暗記方法を記載しました。合格者は、「覚えたいことを書きまくった」「短歌を作って覚えた」など自分なりの方法で行っています。自分に適した方法を探して、学習のスピードを加速させてくださいね。

| 重要度A | 手引き |

試験の出題範囲を教えてください。

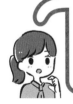

厚生労働省が公表している資料「登録販売者試験問題作成に関する手引き（以下、「手引き」とする）」から出題されます。内容は、第1章～第5章に分かれています。

くわしく解説

　手引きは厚生労働省のウェブサイトに掲載されており、誰でも閲覧することができます。「登録販売者　手引き」などで検索すると出てきます。

◎ 医薬品に関する第3章が最大の難所

　各章の試験項目は下表の通りです。**第3章は医薬品の知識を問う内容ですが、問題数が最も多く、初学者にとって最大の難所となっています。**

◎試験項目と問題数

章	試験項目	問題数
第1章	医薬品に共通する特性と基本的な知識	20問
第2章	人体の働きと医薬品	20問
第3章	主な医薬品とその作用	40問
第4章	薬事に関する法規と制度	20問
第5章	医薬品の適正使用と安全対策	20問

◎ 手引きはいつ改訂される?

　手引きの改訂は**数年に一度**、3月末〜4月初旬に行われることが多いため、この時期は最新情報をチェックしましょう。

　特に、「医薬品、医療機器等の品質、有効性及び安全性の確保等に関する法律」(「医薬品医療機器等法」、「薬機法」などと略される)はこまめに変更されるため、必然的に改訂も第4章の内容に多く見られます。

　古い過去問を解いていると、テキストなどでの学習内容と記述が異なることがあるため、改訂を念頭に置いて学習を進めてください。

◎最近の手引き改訂時期

令和5年4月	主に第4章に小さな改訂あり
令和4年3月	前回から4年ぶりの改訂。全章通して変更があり、改訂部分の量も比較的多かった
平成30年3月	前回から3年ぶりの改訂。第4章を中心に変更された

◎ 改訂部分が知りたい場合は修正履歴入りの手引きで

　手引きの改訂部分を知るには、厚生労働省のウェブサイトに掲載されている手引きのページで「修正履歴入り」と書かれたリンクからダウンロードすることで閲覧できます。

　修正履歴のないものと異なり、文書の削除部分に打ち消し線が引かれ、追記部分が赤字で示されています。

　また、私が代表を務める株式会社東京マキアが運営している「ドラッグストアノートドットコム (https://drugstorenote.com/youtube/kaisei/)」では、手引きの改訂内容をまとめた資料を掲載していますので、合わせて活用してください。

◎ 手引きは印刷しなくてよい

　市販のテキストを用意する場合、手引きの印刷は**不要**です。手引きは膨大な量ですが、索引がないため、紙ベースでの活用は至難の業です。しかし、PCやスマートフォンで手引きの**文書内検索をする方法**は知っておきましょう。

　一般的に市販のテキストは、手引きの重要部分を中心にわかりやすくまとめたものであり、手引きの内容がすべて載っているわけではありません。そこで、テキストに載っていない内容について真偽を確かめたい場合、文書内検索が便利です。

　PCでの検索方法は次の通りです（スマートフォンは、機種やブラウザにより方法が異なるため割愛します）。

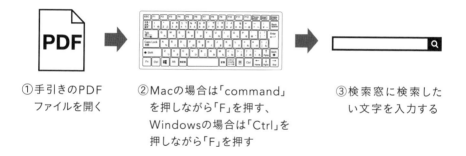

①手引きのPDF
　ファイルを開く

②Macの場合は「command」
　を押しながら「F」を押す、
　Windowsの場合は「Ctrl」を
　押しながら「F」を押す

③検索窓に検索した
　い文字を入力する

　ただし、手引きのテキストデータの関係上、正式な名前で検索しても探したい単語がヒットしないことが多々あります。

　そのため、検索の際は**できるだけ短い言葉**（例：葛根湯なら「葛」など）で該当箇所を探しましょう。

> **ワンポイント**
>
> 　一般的に、講師が受講者から質問を受けたときに最初に確認するものは、「手引き」になります。「手引き」は独学者の強い味方です。ウェブサイトをブックマークして、すぐ閲覧できるようにしておきましょう。

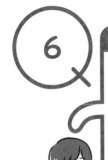

6

重要度B | テキスト

テキストは「手引き」第1章に相当するところから順番に勉強した方がよいでしょうか?

第1章からでなくても構いません。自分の性格や好みに合わせて取り組む順番をカスタマイズしましょう。得意分野から始めてもOKです。

くわしく解説

◎ 第1章には時間をかけすぎない

　テキストなど(「手引き」の構成に準拠したもの)は、どの順番で学ぶのがよいでしょうか? 第1章から学ぶメリットは、勉強せずに**初見で解ける問題**がほかの章よりも多いことです。そのため、第1章から勉強することで自信が付く人もいるでしょう。一方、デメリットは第1章の学習に時間をかけすぎて、ほかの章の学習がおろそかになる可能性があることです。ほかの章の難易度は段違いに高いので、計画的に学習しましょう。

◎ この順番で学ぼう

①基礎から体系的に学びたい場合

　基礎から知識を積み上げて学びたい人は、第1章から順番に学んでいきましょう。

　この方法は、**体系的に学習するのが好きな人**に向いています。一般的な学習法といえます。

学習順:第1章→第2章→第3章→第4章→第5章

②効率性を重視したい場合

学習効率を重視する人は、次のように内容が似ている章をまとめて学習するのがおすすめです。

学習順：第2章→第3章→第5章→第4章→第1章

第2章は体のしくみ、第3章は医薬品成分に関する章で、内容が深く関係しています。

また、第5章には添付文書の「使用上の注意」に関する出題があります。この内容は**第3章と重なる**ため、その学習をした後だと理解しやすいです。

さらに、第4章は薬事関連法規ですが、第3章の次に苦手な人が多い部分です。そのため、ほかの章の学習がある程度進んだ段階で学習すると、慌てずにすむでしょう。

③得意分野などから攻略する場合

「医薬品成分に興味がある」「ドラッグストアで勤務している」「最重要項目から取り組みたい」場合は第3章から、法学部出身者や法律を扱う仕事をしている場合は第4章からスタートするのもよいでしょう。

> **ワンポイント**
>
> 合格者775人へのアンケートによると、「勉強が一番大変だと感じた章」は、大変だと感じた順に「第3章→第4章→第2章＝第5章→第1章」という結果でした。第3章に十分な学習時間を確保するため、計画的にスケジュールを立てましょう。

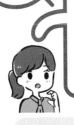

7

テキストはどのように選べば よいでしょうか？

書店で実物を確認してから購入しましょう。オンライン書店では、試し読みページやレビューなども確認してください。

▶ くわしく解説

　テキスト選びのよくある失敗は、「**思い違い**」です。例えば「試験内容をすべて網羅していると思っていたら違っていた」「思ったよりイラストが少なかった」などがあります。テキストは思い違いのないように、試し読みをしてから購入しましょう。

◎ テキストは最初の数ページで印象をチェック

　テキストの最初の数ページには、「目次」や「はじめに（まえがき）」、「本書の使い方」などが書いてあります。この部分を読むと、その本のテーマや目的、どのような読者に向けたものかなどがわかります。

　どれも同じ試験について書かれていますが、下記のさまざまな特徴があります。ここで、右ページにおすすめのテキストを紹介します。

【市販テキストの特徴】
①全章について書かれている
②章に特化して書かれている
③試験内容を広くカバーしている
④試験の頻出部分に特化または頻出部分を明確化している
⑤問題演習もしっかりできる
⑥イラストが多い

◎ 特徴順おすすめテキスト

書籍情報	おすすめポイント
『改訂2版 この1冊で合格！石川達也の登録販売者 テキスト&問題集』 石川達也 著（KADOKAWA）	**テキストの特徴：①、③、⑤** ・各項目の**大事なポイント**が著者の言葉で書かれており、理解を進めやすい ・すべての項目に**頻出度**が記載されている ・120問の**模擬試験**がついており、実力を試せる
『ユーキャンの登録販売者 速習テキスト&重要過去問題集 第3版【オールカラー&過去問200題収録】』 ユーキャン登録販売者 試験研究会 著（U-CAN）	**テキストの特徴：①、③、⑤** ・手引きの内容が**広く反映**され、細かい部分まで掲載されている ・**31日間**で終えられる構成になっており、計画を立てるのが苦手な方におすすめ ・**重要過去問が200問**ついており、アウトプットも同時に行える
『ココデル虎の巻『本気』テキスト上下巻【登録販売者試験】』 ネットパイロティング（株）登録販売者試験対策チーム 著（ネットパイロティング株式会社）	**テキストの特徴：①、③、⑥** ・見開きページの左側に「**手引き本文**」、右側に「**解説**」が掲載され、**試験内容の漏れがない** ・満点を目指したい方、すみずみまで勉強したい方におすすめ
『ズルい！合格法シリーズ ズルい！合格法 医薬品登録販売者試験対策 鷹の爪団直伝！参考書 Z超』 薬ゼミトータルラーニング事業部 著（薬ゼミ情報教育センター）	**テキストの特徴：①、④、⑥** ・**合格点を取ることを目的**とした内容に絞って構成されている ・試験で絶対に点を取るべき部分を効率的に把握したい方におすすめ ・**イラスト**が多く、楽しく学習できる
『薬機法暗記帳 医薬品登録販売者試験絶対合格！「試験問題作成に関する手引き 第4章」』 村松早織 著（金芳堂）	**テキストの特徴：②、③、⑥** ・**第4章特化型**のテキスト。第4章の内容を網羅している ・難解な法律を「**漫画**」と「**やさしくいい換え**」でかみ砕いて説明している ・項目ごとに**出題頻度**が示され、優先事項が把握しやすい
『医薬品暗記帳 医薬品登録販売者試験絶対合格！「試験問題作成に関する手引き 第3章」徹底攻略』 村松早織 著（金芳堂）	**テキストの特徴：②、④、⑥** ・**第3章特化型**のテキスト。第3章を効率よく勉強したい方におすすめ ・辞書のように成分ごとに**出題ポイント**や**頻出度**などが示されている

8 | 重要度B | テキスト

手引きやテキストの内容をまとめた ノートを自分で作るべきでしょうか?

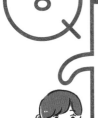

目的によります。単に内容をまとめることが目的であれば、作成する必要はありません。書いて覚えたり、苦手部分をまとめる目的であれば、作成するのもよいでしょう。

くわしく解説

市販のテキストは、すでに膨大な量の「手引き」から重要な部分をまとめて作成してあります。そのため、自作ノートですべてを再度まとめる必要はないでしょう。まとめが有効なのは、次に解説する「**苦手な部分に関するノート**」です。また、前述のように「**インプットとアウトプットの比率は3：7がよい**」ので、アウトプットの一種として「**書いて覚える**」作業は有効です。

◎ 覚えるために苦手な部分のみまとめる

全部ではなく、苦手な部分など一部の内容を**自分が覚えやすい形でまとめる**のはよい方法です。例えば、「カタカナ成分のゴロ合わせ集を作っておく」「頻出の生薬について自分で描いたイラストと共にまとめておく」といった方法があります。外出時などにいつでも見返せるようにしておくことで、記憶に定着しやすくなります。

◎ 知識を埋めるために間違えたところを集める

過去問で**自分が解けなかった問題をノートにまとめる**のもよい方法です。その問題を繰り返し解けば、知識の「穴」がどんどん埋まっていきます。

重要度B　｜　過去問

オンラインで入手できると思うのですが、市販の過去問題集を買うべきですか？

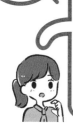

買った方が効率的です。市販の過去問題集には正確かつ豊富な「解説」が載っているため、復習時間を節約できます。

くわしく解説

過去問は各都道府県のウェブサイトに掲載されており、インターネットには過去問を解説するサイトもあるため、こうした質問を受けることがあります。しかし、各都道府県のサイトには「解説」までは掲載されていません。また、過去問サイトの解説は簡潔なことが多い一方、過去問題集は、**しっかりした「解説」が載っているため、学習には大きなメリットがあります。**

◎ 問題を解いたら必ず根拠を確認！

過去問学習では、「なぜその答えになるのか？」という解答の根拠を理解することが重要です。解説が付いている問題集では、別のテキストや手引きを確認する必要がないため、時間を大幅に節約できます。

また、過去問の復習に時間がかかりすぎる人は、**復習の時間や量に制限をかけるために、過去問題集の解説部分を読む程度の確認にとどめ、**解説で理解できなかった部分のみテキストでくわしく調べるようにしましょう。

さらに、問題を解く際に、内容がわからない記述には×、解答に自信のない記述には△を付けるなどして分類しておくと、効率的に復習することができます。

重要度A　｜　過去問

過去問は受験予定地域のブロックだけ解けばよいですか？ また、どのくらいの量を解けばよいですか？

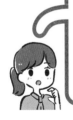

受験予定地域のブロックだけではなく、全国ブロックの過去問も解くようにしてください。量の目安としては、受験予定のブロックは少なくとも過去3年分、全国ブロックは少なくとも直近1年分は解いておきましょう。

くわしく解説

　試験は、全国を複数ブロックに分けて実施されます（令和5年度は下記8ブロック）。同一ブロックでは同じ問題が出題されます。

- 北海道・東北ブロック（北海道、青森、岩手、宮城、秋田、山形、福島）
- 北関東・甲信越ブロック（茨城、栃木、群馬、新潟、山梨、長野）
- 南関東ブロック（埼玉、千葉、東京、神奈川）
- 北陸・東海ブロック（富山、石川、岐阜、静岡、愛知、三重）
- 関西広域連合・福井県ブロック（滋賀、京都、大阪、兵庫、和歌山、徳島、福井）
- 奈良県ブロック（奈良）
- 中国・四国ブロック（鳥取、島根、岡山、広島、山口、香川、愛媛、高知）
- 九州・沖縄県ブロック（福岡、佐賀、長崎、熊本、大分、宮崎、鹿児島、沖縄）

　受験予定のブロックは、まず**過去3年分**を完璧に、余裕があれば**過去5年分**まで解きましょう。また、ほかのブロックの問題が自分のブロックで出題されることもあるため、最低でも**直近1年間の全国ブロック**の問題は解いておくことをおすすめします。なお、手引きは数年に1回改訂され、古い過去問には改訂前の知識を問う問題もあるため、注意してください。

| 重要度A | 本試験 |

試験当日に必要な持ち物は何ですか？何か注意すべきことはありますか？

持ち物には「全員が必要なもの」と「人・会場によっては必要なもの」があります。次ページのチェックシートを参照して当日に備えましょう。

くわしく解説

次ページの表は、実際の受験者にアンケートを取り、当日持参した方がよいものをまとめたものです。下に、持ち物の注意事項を解説します。

①寒さ対策は入念に

会場のクーラーが効きすぎて非常に寒い場合があるため、**防寒具は必須の持ち物**です。特に冷え性、寒がりの人は注意しましょう。

②昼食を買ってから会場へ

昼食は、入手が難しい場合がありますので、**持参**しましょう。

③持参薬は眠くなりにくいものを

試験勉強でも学びますが、眠気の副作用のある代表的な成分としては、**第一世代の抗ヒスタミン成分**（ジフェンヒドラミン塩酸塩、クロルフェニラミンマレイン酸塩など）や**麻薬性鎮咳成分**（ジヒドロコデインリン酸塩など）、**鎮静成分**（ブロモバレリル尿素、アリルイソプロピルアセチル尿素）があります。また、下痢止めに用いられる**ロペラミド塩酸塩**にも中枢神経系を抑制する作用があります。可能であればこれらは避けましょう。

④途中退出で待たされることも

試験問題を早く解き終わった場合、途中退出が可能な場合があります。しかし、退出後の待機場所が用意されておらず、立ちっぱなしで待たなく

◎ 試験当日に必要なものチェックシート

✓	全員必要なもの	✓	人・会場によっては必要なもの
	受験票		受験票のコピー
	財布、現金（特に小銭）		昼食、飲み物、ゼリー飲料
	交通系ICカード		常備薬
	スマートフォン		生理用品
	文房具（六角鉛筆、シャープペンシル、消しゴム、鉛筆削りなど）		汗対策用品（汗拭きシート、タオルなど）
	防寒具（羽織るもの、ひざ掛け、靴下、携帯カイロなど）		眠気対策用品（カフェイン錠、エナジードリンクなど）
	折りたたみ傘		お菓子（あめ、ガム、チョコ）
	ハンカチ、ティッシュ		集中力アップ用のお菓子（ブドウ糖、ラムネなど）
	マスク（感染、におい対策）		リラックスグッズ（音楽、本など）
	勉強道具（問題集、ノートなど）		クッション 注：試験官に使用許可を取る
	腕時計		折りたたみ式の簡易椅子

てはならないこともあるようです。早めに退出予定の人は、**簡易椅子**を持参するのもよいでしょう。

◎ 睡眠不足には要注意、会場確認はしっかりと

①試験前日はとにかく寝よう

誰しも経験があると思いますが、寝不足の状態では、ぼーっとして100％の力が出し切れません。**試験前日は寝ることを最優先**にして、十分な睡眠時間を確保しましょう。

②当日は早め早めに行動する

コロナ禍の試験では、感染対策としてエレベーターに数人しか乗れず、入室までに非常に時間を要した会場もありました。会場が低層階にある場合、**階段を利用する**ことも考えましょう。

③トイレの場所は事前に確認して早めに

特に女性は、トイレが長蛇の列となってしまうことがあります。焦ることのないよう場所を確認しておき、早めに済ませましょう。

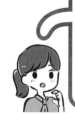

12

どうしても今年合格したいのですが、不合格の場合でも同じ年に再受験できますか？

受験日程が重ならなければ、ほかのブロックで受験できます。特に、九州・沖縄県ブロックは試験日が遅いため、不合格が判明してから願書を提出できる可能性があります。悔しさをバネにして合格を勝ち取りましょう。

> くわしく解説

　願書提出の締切はどの県も8月前ですが、九州・沖縄県ブロックでは例年、9月初旬〜中旬が締切になっています。九州・沖縄のどの県に願書を出すかで締切日が異なるため、自分で確認しましょう。

◎ 九州・沖縄県ブロックで再受験するための条件

　同一年度内に再受験するには、次の条件があります。

- 8月〜9月初旬に行われるほかのブロックの試験を受けており、即日の自己採点で不合格が判明していること（正式な合格発表を待つと願書提出が間に合いません）
- 九州・沖縄県ブロックの試験日程、受験料や旅費などの捻出が問題ないこと
- 九州・沖縄県ブロックの受験手続を期日内に済ませられること

　なお、コロナ禍では他県での受験が禁止されていたため、情勢によっては受験自体ができない場合もあります。また、願書提出の締切日や試験日程が突然変更になる場合もあります。注意しましょう。

村松早織（ムラマッコ）先生ってどんな人？

　今でこそ大勢の前で講義を行い、多くの人に向けてSNSでの情報発信や書籍の執筆活動を行っていますが、幼い頃は、とてもシャイで自己主張が苦手な性格でした。

　自分が変わるキッカケとなったのは、小学校4年生の頃に人生最大のモテ期が訪れたからかもしれません。そのあたりから自分に自信がついて、新しいことへ前向きに挑戦するようになりました。

　すっかり自信の付いた私は、大学時代に薬学部で学びながら、パンクバンドでボーカルとして愛知を中心に活動していました。大阪や東京など全国各地へツアーに出ることもあり、ご当地グルメを楽しみながらバンド活動に励む日々はとても充実したものでした。

　社会人になってからは、ドラッグストアで働き始めました。バンド中心の学生時代とは生活環境が大きく異なり、適応するのが大変でしたが、仕事に打ち込むことで救われた面もあります。今の仕事の中心となっている「登録販売者」に関心を持ったのもその頃で、勉強熱心な人たちに囲まれて働くうちに、自分が一般用医薬品の分野で貢献できるのではないかと再発見できました。

　特に新人教育についてやりがいを感じたことが、起業の大きなきっかけとなり、2016年に株式会社東京マキアを立ち上げて独立しました。現在は、「明日は明日の風が吹く」をモットーに、登録販売者関連の講義を中心に事業展開しています。

　今は、仕事や子育てに励む日々ですが、漫画を読むのが趣味で、現在は『チェンソーマン』、『呪術廻戦』にハマっています。また、一番癒やされるのは、お笑いを観ることで、ロバートやチョコレートプラネットがお気に入りの芸人さんです。

「医薬品に共通する特性と基本的な知識」のオキテ

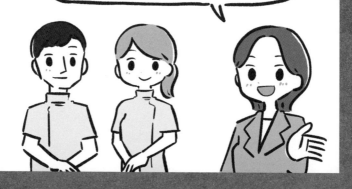

登録販売者は
セルフメディケーションの推進に
大きな役割を果たしています!

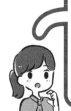

13 第1章では何を押さえておくべきでしょうか？

第1章は比較的解きやすい問題の多い章ですが、難関となっている部分を把握しておきましょう。ほかの受験者に差をつけられないよう確実にマスターしてください。

くわしく解説

　第1章では、これから医薬品を学び始める人が知っておくべき基本的知識を学習します。常識の範囲内で解ける問題も多く出題されるので、ぜひ一度、**無勉の状態**（勉強していない状態）で過去問を解いてみてください。すると、第1章の学習にどれだけ時間をかけるべきなのかわかります。

◎ 無勉でも結構解ける第1章

　第1章は全部で**20問**が出題されます。直近5年以内の合格者（有効回答数327名）が受験勉強していた当時、第1章を「無勉」もしくは「テキストをざっと読んだ状態」で過去問20問を解いたときの点数について、アンケートを取りました。結果は右図の通りです。

　試験全体での合格点のボーダーは**7割以上**ですので、①は合格点、②は合格点の前後、③は努力

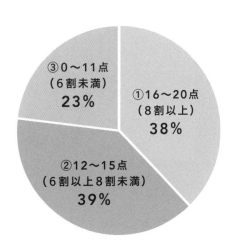

③0〜11点
（6割未満）
23%

①16〜20点
（8割以上）
38%

②12〜15点
（6割以上8割未満）
39%

が必要な点数となります。①、②の「6割以上」の得点者は第1章の攻略に時間がかからないため、別の章から勉強するのもよいでしょう。③の「6割未満」だった人は第1章の学習にも少し時間をかけ、それからほかの章に取り組みましょう。とはいえ、これは合格者に聞いた点数ですので、自分が③でも落ち込む必要はありません。

◎ 医薬品のリスク評価と薬害訴訟がポイント

第1章の難関は下表内の赤字で示した「医薬品のリスク評価」と「医薬品による副作用等にかかる主な訴訟」です。また、「健康食品」は第4章でくわしく学ぶため、後回しにするのが効率的です。

◎第1章の出題範囲

	項目	学ぶ内容	問題数
I	医薬品概論	・医薬品の本質 ・医薬品のリスク評価 ・健康食品 ・セルフメディケーションへの積極的な貢献	3～4問
II	医薬品の効き目や安全性に影響を与える要因	・副作用 ・不適正な使用と有害事象 ・ほかの医薬品や食品との相互作用、飲み合わせ ・小児、高齢者等への配慮 ・プラセボ効果 ・医薬品の品質	10問前後
III	適切な医薬品選択と受診勧奨	・一般用医薬品で対処可能な症状等の範囲 ・販売時のコミュニケーション	3～4問
IV	薬害の歴史	・医薬品による副作用等に対する基本的な考え方 ・医薬品による副作用等にかかる主な訴訟	3～4問

重要度A | 基礎知識

私たちが学ぶ「医薬品」とは何でしょうか?

医薬品とは、「人の病気の診断・治療・予防に使用されること」や「人の身体の構造や機能に影響を及ぼすこと」を目的とした生命関連製品のことを指します。医薬品には数多くの種類があります。

くわしく解説

◎ 登録販売者が扱うのはOTC医薬品

医薬品の定義は第4章でくわしく学びますが、ここでは医薬品の大まかな分類について解説します。次ページの図を見ながら以下の解説を読んでみてください。

医薬品には大きく分けて、**薬局医薬品**、**要指導医薬品**、**一般用医薬品**の3つがあります。

薬局医薬品のメインは**医療用医薬品**であり、医師・歯科医師の診断に基づいて処方されるものです。

一方、要指導医薬品と一般用医薬品は合わせて「OTC医薬品」と呼ばれ、一般の生活者がドラッグストアなどで購入できるものです。

OTC医薬品のうち、登録販売者が販売できるものは**第二類医薬品**と**第三類医薬品**ですが、これらの薬はOTC医薬品の9割以上を占めています。登録販売者が扱うことのできる薬は非常に多くあるのです。

◎医薬品の種類

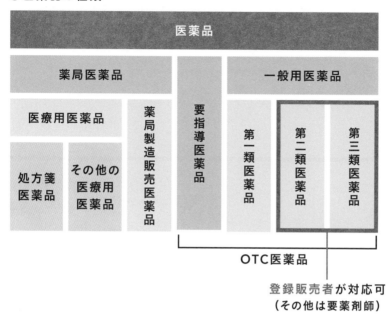

◎ 登録販売者は社会に欠かせない存在

　OTC医薬品は「効き目が弱く、安全性が高い」と誤解されることも多いのですが、使い方を誤ると思わぬ**副作用**を生じることがあります。

　登録販売者には、科学的根拠に基づいた適切な理解や判断によって医薬品の適正使用を推進する役割が求められています。今や国民の**セルフメディケーション**推進のために欠かせない存在です。

　ぜひ試験に合格して、その一歩を踏み出してください。

> **ワンポイント**
>
> 「人の病気の診断・治療・予防に使用される医薬品」の例として、それぞれ造影剤・解熱鎮痛薬・ワクチンなどがあります。また、「人の身体の構造や機能に影響を及ぼす医薬品」の例として、発毛剤などがあります。

重要度A ｜ 医薬品のリスク評価

GLP、GCP、GVP、GPSPの覚え方はありますか？

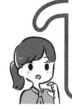

医薬品の開発から流通までの流れを把握し、アルファベットについては英語の意味で覚えるのがよいでしょう。

▶ くわしく解説

　医薬品は人の生命に関わる製品であるため、製薬会社にはさまざまな**管理基準の遵守**が義務づけられています。このうち、試験では**GLP**、**GCP**、**GVP**、**GPSP**の**4つの基準**が出題されます。

◎ 医薬品の開発から流通までの流れ

　医薬品が市販されるまでには大きく分けて、「開発段階」と「流通段階」があります。まず、開発段階では、**動物実験**やヒトを対象とした**臨床試験**が行われます。

　臨床試験の「臨床」とは、「病床に臨（のぞ）む＝患者に接する」ことを意味します。つまり、「臨床試験」とは、患者（ヒト）に行われる試験のことをいうのです。

　逆に、「非臨床試験」とは、「臨床ではない試験」ですので、**細胞や組織を使った試験**や**動物実験**などを意味します。

　市場への流通段階になると、大勢の人がその医薬品を使うことになります。そのため、市販後においても**副作用情報**の収集や**臨床試験**などを行い、医薬品の安全性を評価するしくみとなっています。

◎ 医薬品の管理基準

開発段階		流通段階	
非臨床試験の基準	ヒトを対象とした臨床試験の基準	製造販売後安全管理の基準	製造販売後の調査および試験の実施の基準
GLP Good Laboratory Practice	**GCP** Good Clinical Practice	**GVP** Good Vigilance Practice	**GPSP** Good Post-marketing Study Practice
簡単にいうと…			
動物実験の基準	ヒトにおける臨床試験の基準	副作用情報などを管理するための基準	市販後の臨床試験などの基準

◎ 4つの基準はこうして覚える!

①GLP

　GLPは「Good **Laboratory** Practice」の略です。「ラボ」は**実験室**のことなので、動物実験（＝非臨床試験）をイメージしましょう。

②GCP

　GCPは「Good **Clinical** Practice」の略です。Clinicalは「臨床の」という意味ですが、ここでは**クリニックでの試験**（＝臨床試験）をイメージするとわかりやすいでしょう。

③GVP

　GVPは「Good **Vigilance** Practice」の略です。Vigilanceには、「警戒」という意味があります。この場合は英語が難しいため、別の覚え方を教えます。「製造販売後安全管理の基準」の「安全」の「**全**」の上の部分をひっくり返すと「**V**」になります。したがって、GVPは「製造販売後安全管理

の基準」であると覚えましょう。

④GPSP

GPSPは「Good **Post-marketing Study** Practice」の略です。Post-marketing Studyの意味は、次の通りです。

<u>Post</u>	–	<u>marketing</u>	<u>Study</u>	=	**製造販売後（市販後）調査**
後		製造販売（市販）	調査		

ワンポイント

GLP、GCP、GVP、GPSPは英語から意味が推測できますので、ぜひ得点源にしましょう。

間違い探し

Q 次の文章の間違いを探してみましょう。
　①「ヒトを対象とした臨床試験の実施の基準として、国際的にGood Laboratory Practice（GLP）が制定されている。」
　②「製造販売後の調査および試験の実施の基準として Good Vigilance Practice（GVP）が制定されている。」

A ①「Good Laboratory Practice（GLP）」ではなく、「**Good Clinical Practice（GCP）**」が正しい記述です。
　②「製造販売後の調査および試験の実施の基準」ではなく、「**製造販売後安全管理の基準**」が正しい記述です。

16 重要度B | 小児、高齢者等への配慮

新生児、乳児、幼児、小児、高齢者の年齢区分について、よい覚え方はありますか？

ゴロ合わせ「良いな人の子、老後」であっという間に覚えられます。

▶ **くわしく解説** ◀

「医療用医薬品の添付文書等の記載要領の留意事項」において、新生児、乳児、幼児、小児、高齢者という場合には、おおよその目安として、次の年齢区分が用いられています。

◎添付文書における年齢区分

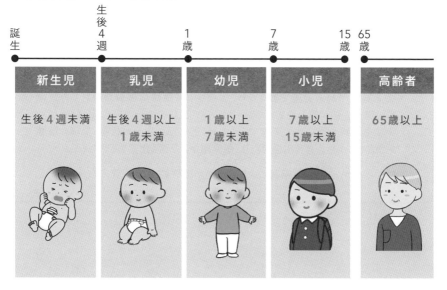

新生児	乳児	幼児	小児	高齢者
生後4週未満	生後4週以上 1歳未満	1歳以上 7歳未満	7歳以上 15歳未満	65歳以上

誕生 — 生後4週 — 1歳 — 7歳 — 15歳 — 65歳

ただし、一般的に15歳未満を小児とすることもあります。例えば、具体的な年齢が明らかな場合は、医薬品の「使用上の注意」において「**3歳未満の小児**」などと表現される場合もあります。

小児と高齢者の年齢区分の覚え方は、以下の通りです。年齢区分の問題は頻出のため、必ず覚えるようにしてください。

ゴロ合わせ

【小児までの年齢区分】   【高齢者の年齢区分】

<u>よ</u>　<u>い</u>　<u>な</u>　<u>ひとのこ</u>　　老後

4週　1歳　7歳　15歳　　　　65歳

間違い探し

Q　次の文章の間違いを探してみましょう。
「幼児という場合には、おおよその目安として、生後4週以上、7歳未満の年齢区分が用いられる。」

A　「生後4週以上」が誤りで、「**1歳以上**」が正しい記述です。

ワンポイント

年齢区分のほかに、「小児への配慮」に関して次の記述が頻出です。

・小児は大人と比べて身体の大きさに対して腸が長く、服用した医薬品の吸収率が相対的に高い（正）
・血液脳関門が未発達であるため、吸収されて循環血液中に移行した医薬品の成分が脳に達しやすい（正）
・肝臓や腎臓の機能が未発達であるため、医薬品の成分の代謝・排泄に時間がかかり、作用が強く出過ぎたり、副作用がより強く出ることがある（正）

いずれにせよ、小児は医薬品による副作用が出やすいことを覚えましょう。

17 重要度B ｜ 薬害の歴史

薬害訴訟がたくさんあって混乱します。よい覚え方はありますか？

勉強法で学んだエピソード記憶を活用し、それぞれの薬害の概要をストーリーとして頭に入れていきましょう。

くわしく解説

◎ サリドマイド訴訟

　1960年ごろから、ドイツで手足に重い**奇形**のある赤ちゃんが数多く生まれるようになりました。典型的な症状は、肩から直接手が出ている「アザラシ肢症」です。1961年、ドイツのレンツ博士が「奇形の原因として**サリドマイド**が疑わしい」との警告を発表し、ヨーロッパなど各国でサリドマイドの**販売停止と回収**が行われました。しかし、日本ではこれらの対応が遅れ、被害者数が2倍に増えたといわれています。

　なお、サリドマイドの光学異性体のうち、**S体**に血管新生阻害作用（奇

◎R体とS体

R体
鎮静作用

S体
血管新生阻害作用

> サリドマイドの頭文字が「S」なので「S体が原因」と覚える

形の原因となる作用）があることは頻出です。異性体の知識は複雑なので学習の必要はありませんが、**S体が原因**であることは押さえておきましょう。

◎ スモン訴訟

「スモン」とは**亜急性脊髄視神経症**（Subacute Myelo-Optico-Neuropathy）の略称であり、**整腸剤のキノホルム**を服用した人に、**下半身の痺れや歩行困難、視覚障害**などの症状が現れました。キノホルムは世界的に古くから使用されていましたが、アメリカでは副作用の報告を受け、早期に「**アメーバ赤痢**」への限定使用が勧告されました。一方、日本では「副作用のない薬」として適用拡大・大量使用が進んだため、特に国内で多くの被害者が発生しました。スモンは長い間「原因不明の奇病」とされていましたが、一時「ウイルス感染説」が報道され、自殺者も出るほどスモン患者への差別が広がりました。

◎ HIV訴訟

血友病とは、止血に必要な血液凝固因子が不足しているため、出血時に血が止まりにくくなる病気です。治療薬として**血液凝固因子製剤**が使われますが、厚生省（当時）が承認した血液凝固因子製剤にHIV（ヒト免疫不全ウイルス）が混入していたことにより、血友病患者がHIVに感染しました。その際、多くの患者にHIV感染が告知されておらず、妻や子供への二次・三次感染が発生し、さらに、HIVは「エイズ」の原因ウイルスであるため被害者への偏見や差別も広がりました。

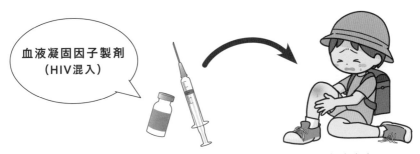

血液凝固因子製剤
（HIV混入）

血友病患者

◎ CJD訴訟

　CJDとは、クロイツフェルト・ヤコブ病（Creutzfeldt-Jakob Disease）の略称です。脳外科手術を受けた患者が、**プリオン**に汚染された**ヒト乾燥硬膜**を介してCJDを発症しました。CJDは**認知症**に似た症状が急速に進行する病気で、治療薬はなく、100％死に至ります。なお、プリオンが細菌でもウイルスでもない**タンパク質の一種**であることは、非常によく出題されます。また、狂牛病もプリオンが原因であるためか、「ヒト乾燥硬膜」を「ウシ乾燥硬膜」に変えた問題がよく見受けられます。たった2文字の違いで見逃しやすいので、注意してください。

◎ C型肝炎訴訟

　出産や手術での大量出血などの際に特定の**フィブリノゲン製剤**や**血液凝固第Ⅸ（＝9）因子製剤**の投与を受けたことにより、**C型肝炎ウイルス**（HCV）への感染が発生しました。HCVに感染すると、慢性肝炎、肝硬変、肝がんと進行することがあります。現在、**特別措置法**に基づく**給付金**の支給のしくみに沿って、感染者との間で**和解を進めている最中**です。

◎HCVに感染した肝臓

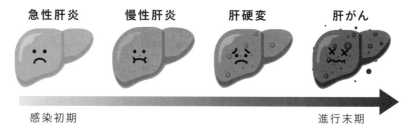

急性肝炎	慢性肝炎	肝硬変	肝がん

感染初期　　　　　　　　　　　　　　　　　進行末期

ゴロ合わせ

スモン訴訟は、任天堂のゲーム「ポケットモンスター」シリーズで登場する「パラセクト」というキノコに寄生された赤い虫型ポケモンにまつわるゴロ合わせで覚えましょう。

<u>成長</u>した	<u>赤い</u>	<u>キノコ</u>の	<u>ポケモン</u>が	<u>失明</u>
整腸**剤**	アメーバ**赤**痢	**キノ**ホルム	**スモン**	視覚障害（失明）

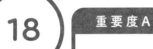

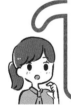

18

重要度A　｜　薬害の歴史

薬害訴訟の効率的な学習の進め方はありますか？

> まずは薬害の「原因製剤」「被害者」「薬害による症状」を把握し、その後で「薬害への対応・対策」などを覚えるのが効率的です。

くわしく解説

　薬害のパートで覚えるのが一番大変なのは、「薬害への対応・対策」です。しかし、薬害の「原因製剤」などを押さえるだけで正解できる問題も多いため、焦らず順番に攻略していきましょう。

◎ 薬害の概要

　まずは薬害の原因製剤、被害者、薬害による症状を把握しましょう。

◎ 薬害と原因製剤

名称	原因製剤	被害者	薬害による症状
サリドマイド訴訟	催眠鎮静剤として販売されていたサリドマイド	サリドマイドを服用した妊婦から生まれた子供	血管新生阻害作用（S体）による四肢欠損などの先天異常
スモン訴訟	整腸剤として販売されていたキノホルム	キノホルムを服用した患者	**亜急性脊髄視神経症**（スモン：激しい腹痛を伴う下痢、歩行困難、上半身の麻痺、失明）
HIV訴訟	HIVが混入した血液凝固因子製剤	血友病患者	HIVへの感染、エイズ発症

CJD 訴訟	タンパク質のプリオンに汚染された**ヒト乾燥硬膜**	脳外科手術で移植を受けた患者	**クロイツフェルト・ヤコブ病**（CJD：認知症様症状から死に至る重篤な神経難病）
C型肝炎訴訟	**C型肝炎ウイルス**が混入したフィブリノゲン製剤、血液凝固第IX因子製剤	出産・手術で大量出血を起こした患者	肝硬変・肝がんの発症

◎ 訴訟結果や薬害への対応・対策

　次に、「被告と訴訟結果」と「薬害への対応・対策」を押さえましょう。文章の丸暗記は大変なので、赤字で示している「キーワード」を中心にインプットしてください。

◎薬害訴訟と薬害への対応・対策

名称	被告と訴訟結果	薬害への対応・対策
サリドマイド訴訟	国および製薬企業を被告として提訴 →和解が成立	各国における**副作用情報の収集体制の整備** ※日本では、西ドイツの企業から勧告や警告が発せられていたにもかかわらず、出荷停止や販売停止、回収措置等の対応の遅さが問題視された
スモン訴訟	国および製薬企業を被告として提訴 →**全面和解が成立**	スモン患者に対する施策や救済制度として、**治療研究施設の整備**、施術費および医療費の自己負担分の**公費負担**、重症患者に対する**介護事業**など
HIV 訴訟	**国および製薬企業を被告とし、大阪地裁、東京地裁で提訴** →**両地裁において和解が成立**	・HIV感染者に対する恒久対策として、**エイズ治療・研究開発センター**および拠点病院の整備や治療薬の早期提供などの取り組みの推進 ・厚生省による「**誓いの碑**」の建立 ・製薬企業に対する感染症報告の義務づけ、「**緊急輸入**」制度の創設などを内容とする改正薬事法の成立・施行 ・血液製剤の安全確保対策として、検査や献血時の問診の充実

CJD 訴訟	国、輸入販売業者およ び製造業者を被告とし て大津地裁、東京地裁 で提訴 →両地裁で和解が成立	ヒト乾燥硬膜移植の有無を確認するため、 患者診療記録を長期保存するなどの措置
C型肝炎 訴訟	国および製薬企業を被 告として提訴 →和解を進めている	・「特定フィブリノゲン製剤及び特定血液 凝固第IX因子製剤によるC型肝炎感染 被害者を救済するための給付金の支給 に関する特別措置法」の制定・施行 ・医師、薬剤師、法律家、薬害被害者など の委員により構成される医薬品等行政 評価・監視委員会の設置

◎ 制度創設のキッカケとなった訴訟を覚える

　どの訴訟が「医薬品副作用被害救済制度」「生物由来製品感染等被害救済制度」創設の契機になったかを必ず押さえましょう。

　副作用は英語で「side effect」です。その頭文字「S」から、医薬品副作用被害救済制度は、「S」で始まる訴訟（サリドマイド訴訟、スモン訴訟）が契機になったと覚えましょう。

　また、「生物由来製品感染等被害救済制度」創設の契機となったのは、アルファベット3文字の訴訟です。これは覚えやすいですね。

医薬品副作用**被害救済制度**→サリドマイド訴訟、スモン訴訟
生物由来製品感染等**被害救済制度**→HIV訴訟、CJD訴訟

ワンポイント

　「薬害への対応・対策」を覚えるのは大変ですが、パターンはそこまで多くありません。何度か過去問を解いて出題傾向に慣れるようにしましょう。

「人体の働きと医薬品」のオキテ

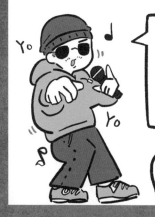

INTO × KOTO ラップ

> 咽頭 扁桃 リンパで奮闘
> 喉頭 振動 ブッダを超えろ
> INTO × KOTO マジ 葛藤
> INTO × KOTO 今日 圧倒

> 3回口ずさめば
> すぐに覚えられます!

第2章が全体的に苦手です。どのように勉強すればよいですか？

苦手意識は「未知のものへの恐怖」にあることが多いので、まずは相手をよく知りましょう。第2章は「人体の働き」について学ぶ章であり、3つのパートに分かれています。重要項目「人体の構造と働き」から、焦らずに攻略しましょう。

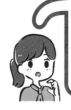

くわしく解説

　第2章は全部で20問が出題されます。問題数の内訳は下表の通りです。このうち「I 人体の構造と働き」が最も問題数が多く、第2章の山場です。ここを乗り越えればラクになりますので、落ち着いて取り組んでください。

◎ 第2章の出題範囲

	項目	学ぶ内容	問題数
I	人体の構造と働き	各臓器の役割	10問前後
II	薬が働く仕組み	薬の吸収・分布・代謝・排泄／各剤形の特徴	5問前後
III	症状からみた主な副作用	全身的な副作用／精神神経系の副作用／局所的な副作用	5問前後

◎ 頻出項目は消化器系と循環器系

　特に頻出の項目は「消化器系」と「循環器系」です。逆にあまり出題されない項目は感覚器官の「鼻」と「耳」であり、出題されるときは2つの

項目で1問という場合が多いです。また、出題頻度Bの「骨格系」と「筋組織」も組み合わせて出題される傾向があります。

◎ **第2章における各項目の出題頻度**

分類	項目	出題頻度	1試験あたり平均問題数
胃・腸、肝臓、肺、心臓、腎臓などの内臓器官	消化器系	A	3問
	呼吸器系	A	1問
	循環器系	A	1～2問
	泌尿器系	A	1問
目、鼻、耳などの感覚器官	目	A	1問
	鼻	C	2項目で0～1問
	耳	C	
皮膚、骨・関節、筋肉などの運動器官	外皮系	A	1問
	骨格系	B	2項目で1問
	筋組織	B	
脳や神経系の働き	中枢神経系	B	0～1問
	末梢神経系	A	1問

◎ 人体の構造はイメージで攻略

　体内の様子は目で見ることができません。それがこの項目を学習するうえでの大きな障壁となります。そのため、第2章を学ぶ際は、**くわしい図解のある対策テキスト**を選ぶか、看護師向けなどの**解剖生理に関するテキスト**を購入するとよいでしょう。

◎ 臓器の働きはストーリーで説明しよう

　臓器の働きを大まかに覚えたら、今度はそれらの情報をつなげて、声に出して話せるようにしましょう。例えば、次の各テーマについて、何も見ず他の人に説明できますか？

消化器系	：食べ物（炭水化物、タンパク質、脂質）が通るルートと消化酵素の種類
循環器系	：心臓の構造と血液循環の流れ
泌尿器系	：腎臓の基本的な機能単位（ネフロン）の構造と尿が作られる過程

　なお、私が解剖生理を学んだ際に実践していた方法を教えます。食事をするときや歩いているとき、トイレで用を足すときなどにその関連臓器について独り言で説明していました。第2章の知識を日常生活に溶け込ませると、すぐに覚えることができますよ。

◎ムラマツコ流「臓器の働き」暗記法の例

【食事をするとき】　　　　【歩いているとき】　　　　【用を足すとき】
消化器系の説明　　　　　　循環器系の説明　　　　　　泌尿器系の説明

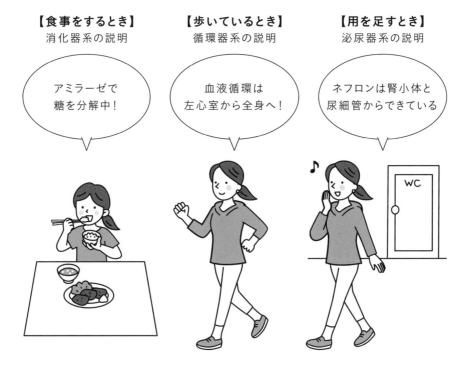

アミラーゼで糖を分解中！

血液循環は左心室から全身へ！

ネフロンは腎小体と尿細管からできている

20

| 重要度A | 消化器系 |

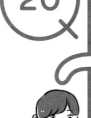

消化器系の臓器の働きの覚え方はありますか？

消化器系は「流れ」でマスターします。食べ物がどのような順序で消化・吸収・排泄されていくのかを、何も見ずに自分の言葉で説明してみましょう。これを何度か繰り返すだけですぐに身につくでしょう。

くわしく解説

　消化器系の役割は、消化・吸収・排泄の3つであり、消化管と消化腺という2つの器官から成り立っています。そのため、消化器系は、①消化管、②消化腺、③消化酵素という順番で3つのパートに分けて学習しましょう。

①消化管：消化管を構成する**7つの器官の働き**を把握する

②消化腺：消化腺の**4つの器官の働き**を把握する

③消化酵素：多数存在する消化酵素は**すべて後回し**にし、最後にまとめて覚える

◎ 消化管と消化腺

消化管
・消化・吸収・排泄を行う1本の管（約9m）のこと
・口腔、咽頭、食道、胃、小腸、大腸、肛門と続く

消化腺
・消化液を出す器官のこと
・唾液腺、肝臓、胆嚢、膵臓などがある

◎ 最初は消化管から

消化管を構成する7つの器官の働きを覚えるときは、まずは**食べ物が通るルート**（口から入り肛門から出ていくまでのルート）と、どの器官が**消化・吸収・排泄を担う**のかを覚えましょう。それができれば、今度は**各器官の働き**を押さえます。

インプットが終われば、今度はアウトプットを行います。**「消化器系」は流れで覚える**のが一番ですので、一連の流れを誰かに説明するつもりで何度か話してみてください。

3回繰り返すだけでも、ずいぶんスラスラ話せるようになるはずです。

◎ 消化管の7つの器官の働き

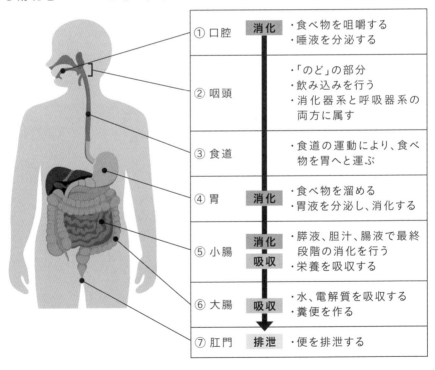

器官	機能	働き
① 口腔	消化	・食べ物を咀嚼する ・唾液を分泌する
② 咽頭		・「のど」の部分 ・飲み込みを行う ・消化器系と呼吸器系の両方に属す
③ 食道		・食道の運動により、食べ物を胃へと運ぶ
④ 胃	消化	・食べ物を溜める ・胃液を分泌し、消化する
⑤ 小腸	消化 吸収	・膵液、胆汁、腸液で最終段階の消化を行う ・栄養を吸収する
⑥ 大腸	吸収	・水、電解質を吸収する ・糞便を作る
⑦ 肛門	排泄	・便を排泄する

◎ 次は消化腺をつかむ

　消化腺の４つの器官の働きを把握します。この時点で消化酵素の名前を一緒に覚えようとすると混乱してしまうことが多いため、すべて後回しにしましょう。この時点では**「各器官の働き」を覚える**ことに専念します。

◎ 消化腺の４つの器官の働き

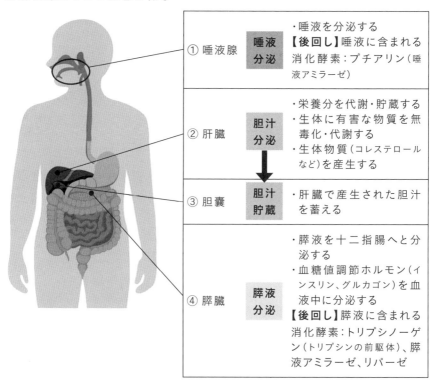

① 唾液腺	唾液分泌	・唾液を分泌する 【後回し】唾液に含まれる消化酵素：プチアリン（唾液アミラーゼ）
② 肝臓	胆汁分泌	・栄養分を代謝・貯蔵する ・生体に有害な物質を無毒化・代謝する ・生体物質（コレステロールなど）を産生する
③ 胆嚢	胆汁貯蔵	・肝臓で産生された胆汁を蓄える
④ 膵臓	膵液分泌	・膵液を十二指腸へと分泌する ・血糖値調節ホルモン（インスリン、グルカゴン）を血液中に分泌する 【後回し】膵液に含まれる消化酵素：トリプシノーゲン（トリプシンの前駆体）、膵液アミラーゼ、リパーゼ

◎ 最後は消化酵素

　ここまでくれば、消化器系は折り返し地点です。消化酵素の覚え方は次のQ21で説明しますので、このまま続きを読んでください。

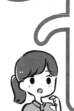

21

重要度A　｜　　　　　消化器系

消化酵素の覚え方はありますか？

「消化酵素のフローチャート」を縦と横の視点で見ていきます。あわせて、消化酵素の名前の特徴を把握しましょう。

くわしく解説

　多くの受験生が第2章で最初に難しく感じるのは、消化酵素です。試験では、次ページのフローチャートに記載のある**栄養素と消化液、消化酵素の関係**をすべて覚える必要があります。このときに縦の視点と横の視点で交互に見ていくと理解が進みやすいですよ。

◎ 消化酵素はこう覚える

①縦の視点で見る

　まずは上から下へと**栄養素が消化される流れ**を見ていきます。こちらを覚えるときは、栄養素ごとに次の順序で理解すると混乱しにくいです。

（1）**栄養素と最終生成物の組合せを把握する**

　　（例：タンパク質とアミノ酸）

（2）**中間生成物を把握する**（例：ペプトン）

（3）各消化液に含まれる**消化酵素を覚える**（例：ペプシン）

（4）消化酵素の**前駆体**（消化酵素のもとになる物質）を覚える

　　（例：ペプシノーゲン）

②横の視点で見る

　今度は左から右に視線をずらし、各**消化液に含まれる酵素**を見ていきま

◎ 消化酵素のフローチャート

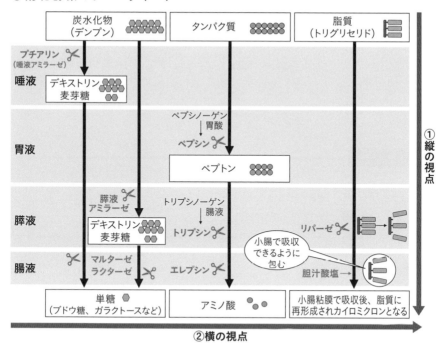

す。例えば膵液の場合、**炭水化物、タンパク質、脂質のすべてに関わる酵素の供給**を担っていることがわかります。

◎ 酵素名の特徴を把握しよう

①炭水化物

炭水化物の消化酵素は**アミラーゼ**であり、特に、唾液に含まれるアミラーゼは**プチアリン**とも呼ばれます。

アミラーゼの「アミ（AMI）」から「甘い」という言葉をイメージし、「糖（＝炭水化物）」につなげます。プチアリンは「プッチンプリン」を連想し、こちらも糖分のイメージで覚えましょう。

②タンパク質

タンパク質の消化酵素は語尾が「**〜プシン**」で終わります。また、消化酵素の前駆体は語尾が「**〜ゲン**」で終わります。

飲料の「ペプシ」はアメリカの薬剤師が調合した消化不良の薬がルーツであり、「ペプシン」が名前の由来となっています。お肉（タンパク質）と一緒にペプシを楽しむイメージで覚えるのがよいでしょう。

　また、「〜ゲン」は日本語の「源」に置き換えて、「生成物のもとになるもの」をイメージします。すると、「ゲン」がつくものが前駆体であることを覚えられます。

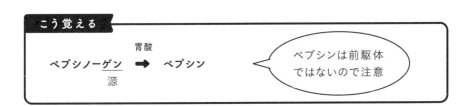

③脂質

　脂質の消化酵素は、**リパーゼ**です。

　リパーゼは「リポ」＋「アーゼ」という言葉から成ります。「リポ」は**脂質**を意味する言葉、「アーゼ」は**酵素**を示す言葉です。なお、「リポビタンＤ」という商品がありますが、この「リポ」も「リポクラシス（脂肪分解）」が由来となっています。

> **こう覚える**
>
> リパーゼ　＝　リポ　＋　アーゼ
> 　　　　　　　脂質　　　酵素

> **ワンポイント**
>
> 消化酵素でつまずいて第２章が嫌いになってしまう人も多いため、後回しもよい作戦です。逆に消化酵素がそこまで負担に感じなければ、そのまま突き進んでください。

22

咽頭と喉頭の働きの覚え方はありますか？

咽頭と喉頭の働きは漢字から覚えることができます。暗記の詰めは楽しくラップで覚えてみましょう。

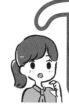

くわしく解説

　咽頭と喉頭は名前が似ているので、混同してしまうことがあります。まずは、咽頭と喉頭の基本情報から確認していきましょう。

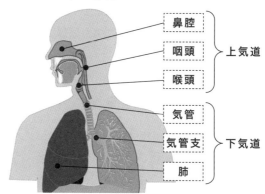

◎ 呼吸器系の構造

鼻腔	
咽頭	上気道
喉頭	
気管	
気管支	下気道
肺	

◎ 呼吸器系の構造

　右上の図の通り、呼吸器系は**上気道**（鼻腔、咽頭、喉頭）と**下気道**（気管、気管支、肺）に分かれます。

◎ 上気道は「耳鼻咽喉科」で覚える

　上気道の器官の順序は「耳鼻咽喉科」で覚えましょう。なお、いわゆる「かぜ」は**上気道**の急性炎症のことです。つまり、耳鼻咽喉科医は「かぜ」の専門家です。

こう覚える

【上気道】

耳　　鼻　　咽　　喉　　科
　　鼻腔 ➡ 咽頭 ➡ 喉頭

◎ 咽頭と喉頭の働き

	手引きの記載内容	簡単にいえば
咽頭	・鼻腔と口腔につながっており、消化管と気道の両方に属する ・咽頭の後壁には扁桃というリンパ組織があり、気道に侵入してくる細菌、ウイルス等に対する免疫反応が行われる	・位置：鼻・口・舌の奥の部分 ・空気と食べ物が通る ・扁桃がある
喉頭	・咽頭と気管の間にある軟骨に囲まれた円筒状の器官である ・軟骨の突起した部分（喉頭隆起）がいわゆる「のどぼとけ」である ・発声器の役割もあり、呼気で喉頭上部にある声帯を振動させて声を発する	・位置：のどぼとけのある部分 ・声帯がある

◎ 咽頭と喉頭の覚え方

　咽頭の「咽」の字には、「口」の字が2つ入っています。このことから、咽頭は消化管と気道の2つに属すことを覚えましょう。

　また、「のどぼとけ」は漢字で「喉仏」と書きます。そのため、「咽頭」ではなく、同じ漢字が使われる「喉頭」にあると覚えましょう。

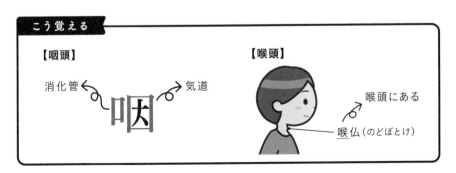

こう覚える

【咽頭】　　　　　　　　　**【喉頭】**

消化管 ←　　→ 気道　　　　　　　喉頭にある

咽　　　　　　　　　　　喉仏（のどぼとけ）

ここで、とっておきの咽頭と喉頭のラップをお教えしましょう。3回口ずさんでみると、すぐに覚えられますよ。

【咽頭と喉頭のラップ】

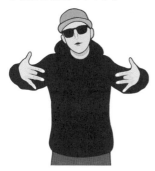

「INTO×KOTO」
咽頭　扁桃　リンパで奮闘
喉頭　振動　ブッダをこえろ
INTO×KOTO　マジ　葛藤
INTO×KOTO　今日　圧倒

「咽頭　扁桃　リンパで奮闘」
咽頭には扁桃っちゅうリンパ組織があって、免疫反応がんばってんだ

「喉頭　振動　ブッダをこえろ」
喉頭にあるお前の声帯振動させて、ブッダ（喉仏）をこえ（声）ちまえ

「INTO×KOTO　マジ　葛藤　INTO×KOTO　今日　圧倒」
咽頭と喉頭マジよくわかんなくて葛藤してた、けど今日で圧倒したぜ

ワンポイント

咽頭と喉頭を入れ替えたひっかけ問題が多いので、この機会に得点源に変えてしまいましょう。

23

重要度A ｜ 循環器系

心臓の構造と血液循環について、よい覚え方はありますか？

簡略図にして覚えるのがよいでしょう。ここでは、簡略図の描き方をくわしく解説します。

くわしく解説

血液循環は簡略図で頭に入れ、試験中に図を描いて思い出しましょう。

◎ 心臓の構造

心臓の構造は**右心房、右心室、左心房、左心室**の４つのパートに分かれています。これを単純化すると、下図のようになります。

◎心臓の構造図の単純化

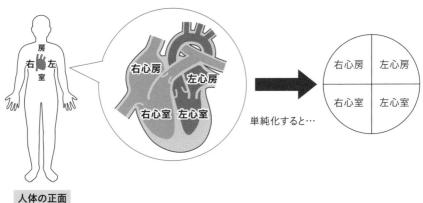

人体の正面

単純化すると…

右心房	左心房
右心室	左心室

◎ 血液循環

血液は、下図①②の順で送り出されています。

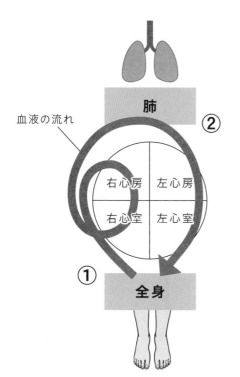

血液の流れ

①心臓の右側部分（右心房、右心室）は、全身から集まってきた血液を肺へ送り出す
②肺でのガス交換が行われた血液は、心臓の左側部分（左心房、左心室）に入り、そこから全身に送り出される

◎ 丸と十字で簡略図を描こう

　血液の流れの簡略図を描くのは1分もかからないため、次ページ「丸と十字による血液循環の簡略図の描き方」を参考に何度か練習してみましょう。まずは心臓の構造を描き、次にそれを使って血液循環の図を描きます。血液循環は、心臓の右側と左側でひっかけ問題が多いので気をつけましょう。実際に図を描けば問題は一瞬で解けます。

◎丸と十字による血液循環の簡略図の描き方

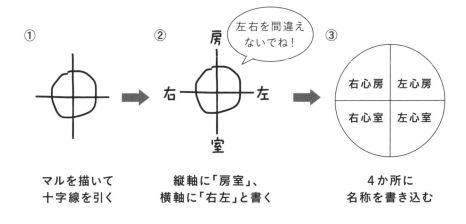

① マルを描いて
十字線を引く

② 縦軸に「房室」、
横軸に「右左」と書く

左右を間違え
ないでね！

③ 4か所に
名称を書き込む

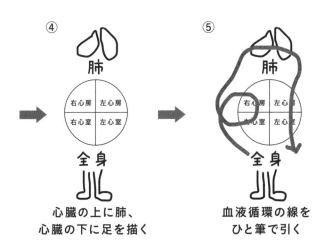

④ 心臓の上に肺、
心臓の下に足を描く

⑤ 血液循環の線を
ひと筆で引く

間違い探し

Q 次の文章の間違いを探してみましょう。
「心臓の左側部分（左心房、左心室）は、全身から集まってきた血液を肺へ送
り出す。」

A 「心臓の左側部分（左心房、左心室）」ではなく、「**右側部分（右心房、右心室）**」
が正しい記述です。

24

血液成分の覚え方はありますか？

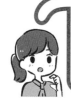

「血液成分とその働き」の図に自分で詳細情報を追加し、暗記ノートを作って覚えましょう。

くわしく解説

　覚えることが多いときは、概要を把握してから詳細情報を足していくのがおすすめです。ここでは、まずは**血液を構成する成分**を大まかに把握し、次にそれらの成分の特徴など詳細情報を覚えていきましょう。

◎ 血液成分とその働き

　試験管に入れた血液を遠心分離すると、液体の**血漿**成分と固体の**血球**成分に分かれます。次ページにある「血液成分とその働き」の図は、血液成分とその働きを簡単にまとめたものです。この図に必要な詳細情報を書き込み、オリジナルの暗記ノートを作りましょう。

◎ 免疫のしくみ

　免疫に関わる血液成分の働きを覚えるときは、「免疫のしくみ」を流れで把握するのがよいでしょう。まず、免疫は<u>自然免疫</u>と<u>獲得免疫</u>（これらの言葉を覚える必要はありません）の2段構えになっています。ここで自然免疫は生まれつき備わっている免疫、獲得免疫は後天的に獲得される免疫です。免疫の主な作用は次ページにある「免疫のしくみ」の図の①〜③で、①は自然免疫、②と③は獲得免疫の仕事です。なお、ワクチンは獲得免疫のしくみを利用した感染予防方法です。

◎ 血液成分とその働き

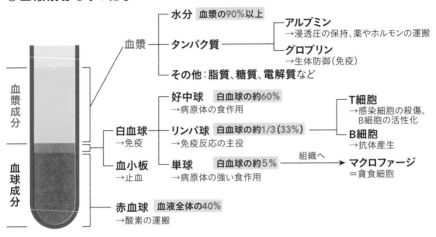

◎ 免疫のしくみ

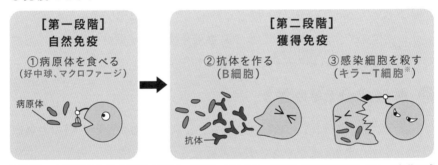

※手引きへの記載はないが、T細胞には「キラーT細胞」と「ヘルパーT細胞」の2種類がある。キラーT細胞は感染細胞を殺傷し、ヘルパーT細胞はB細胞を活性化させる働きがある

◎ 血液の構成割合

　血液でよく問われるのは、その構成割合です。特に白血球の構成割合が頻出ですので、数字は必ず覚えましょう。

> **ゴロ合わせ**
>
> 【白血球の構成割合】
>
> | <u>中</u>国の | <u>リンリン</u>が | <u>バタンキュー</u> | <u>ろく</u>に | <u>ササ</u>も食べずに | <u>ゴロリ</u> |
> |---|---|---|---|---|---|
> | 好中球 | リンパ球 | 単球 | 60% | 1/3(33%) | 5% |

070

25

重要度B | 循環器系

リンパ系とは簡単に言えば何ですか？

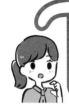

細菌やウイルスを排除する免疫システムの1つです。

くわしく解説

　リンパ系は、手引きの記述だけでは理解しにくいテーマです。ここでは「体液」の名前がいくつか登場しますが、体液は存在する場所によって名称が変わります。以下がリンパ系のしくみですので、次ページの図で頭に入れてしまいましょう。

◎ リンパ系のしくみ

　まずは、組織（細胞）を**組織液**でじゃぶじゃぶと洗い、キレイにするイメージを浮かべてください。洗った後、一部の組織液は**リンパ管**に入って**リンパ液**となり、フィルター役を担う**リンパ節**で病原体が排除されます。

◎ リンパ系はここを押さえる！

　リンパ系でよく出題される記述は以下の通りです。

・「リンパ液の流れは主に**骨格筋の収縮**によるものであり、流速は血流に比べて**緩やか**である。」（正）
　例えば、「平滑筋の収縮」と書いてあれば誤りです。

・「リンパ管には逆流防止のための**弁**があって、リンパ液は**一定の方向**に流れている。」（正）
　例えば、「弁がなく、双方向に流れている」と書いてあれば誤りです。
　また、組織液やリンパ節の機能についても問われることがありますが、

「リンパ系のしくみ」の図が理解できていれば解くことができます。

◎リンパ系のしくみ

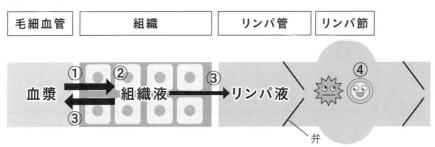

①血漿の一部が毛細血管から組織の中へにじみ出て組織液となる
②組織液は組織に酸素や栄養を送り込み、二酸化炭素や老廃物を回収する
③組織液の一部はリンパ管に入ってリンパ液となるが、組織液のほとんどは血液に戻る
④リンパ節のリンパ球やマクロファージ（貪食細胞）によって、細菌やウイルスが排除される

間違い探し

Q 次の文章の間違いを探してみましょう。
①「組織液は、組織中の細胞に酸素や栄養分を供給して二酸化炭素や老廃物を回収したのち、そのほとんどがリンパ管へ入ってリンパ液となるが、一部は毛細血管で吸収されて血液に還元される。」
②「毛細血管の内部にはリンパ球やマクロファージ（貪食細胞）が密集していて、リンパ液で運ばれてきた細菌やウイルス等は、ここで免疫反応によって排除される。」

A ①リンパ管に入るのは組織液の**一部**であり、ほとんどは血液に戻ります。
　②「毛細血管」ではなく、「**リンパ節**」が正しい記述です。

| 重要度A | 泌尿器系 |

ネフロンの構造を覚える方法は ありますか？

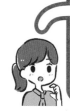

> ネフロンは、イラストから部位の名前を導き出せるようにしましょう。イラストが描けると簡単に解けるようになります。

くわしく解説

ネフロンは腎臓の基本的な**機能単位**です。左右の腎臓それぞれにネフロンが約100万個存在し、その1つずつで尿が作られています。

例えるのであれば、腎臓の構造は「タンポポの花の作り」に似ています。タンポポは、小さな花びらの1つ1つがめしべやおしべを持つ独立した花であり、それがたくさん集まったものです。これと同じように、腎臓もネフロンという独立した機能を持つ構造がたくさん集まってできています。

◎ ネフロンの構造

ネフロンは、**腎小体**と**尿細管**の2つの部分でできています。さらに腎小体は、**糸球体**と**ボウマン嚢**から構成されます。ボウマン嚢の「嚢」は、「ふくろ」という意味です（例：胆嚢、陰嚢）。

各部位には、次の働きがあります。
・糸球体：**毛細血管**が糸玉状に丸まったもの。血液が流れ込んで濾過され、**原尿**が作られる
・ボウマン嚢：糸球体を包む袋。原尿を集める部分である
・尿細管：ホースのような管。原尿から、**栄養分**や**水分**、**電解質**など体にとって必要な物質を再吸収する

◎ ネフロンの構造

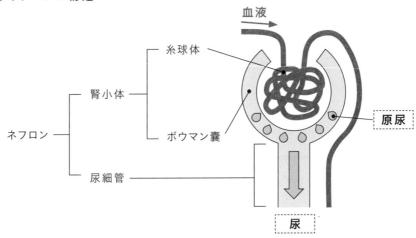

◎ ぐるぐる頭に帽子を載せたらネフロンに

　ネフロンの構造の問題では、腎小体、尿細管、糸球体、ボウマン嚢といった複数の言葉が出てきて混乱しやすいですが、下のようなイラストを描くと簡単に解けます。イラストから部位の名称を導き出せるように、何度か練習しましょう。

◎ ネフロンの構造の描き方

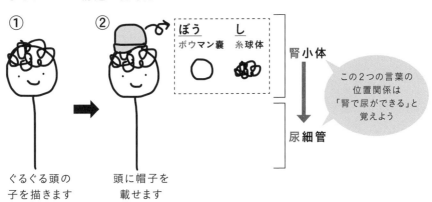

27

重要度B ｜ 泌尿器系

「膀胱の筋肉の動き（膀胱括約筋、排尿筋）」と「尿の排出」の関係はどのように覚えればよいですか？

膀胱を水風船に例えると、簡単に理解できます。水風船のイラストを描いてみましょう。

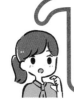

▶ くわしく解説 ◀

膀胱（ぼうこう）について、手引きには次のように記載されています。

> 膀胱の出口にある**膀胱括約筋**が緩むと、同時に膀胱壁の**排尿筋**が収縮し、尿が尿道へと押し出される。

　こちらは排尿時の筋肉の動きに関する文章ですが、同時に2つの筋肉が出てきており、それが緩むのか縮むのかがわかりにくいです。質問に答えるにあたって、まずはこれらの筋肉の基本情報を押さえましょう。

◎ 排尿時に使われる筋肉

　排尿時には、**排尿筋**と**膀胱括約筋**が使われます。排尿筋は膀胱の**壁**にあり、膀胱括約筋は膀胱の**出口**にあります。膀胱括約筋の「括」は「括る（くくる）」という字になります。輪状の筋肉であり、出口を括り締めるイメージを持ちましょう。

　次ページのイラストで、水風船が膨らんでいる部分が排尿筋、ゴムで括ってある部分が膀胱括約筋にあたります。

◎ 膀胱括約筋と排尿筋の働き

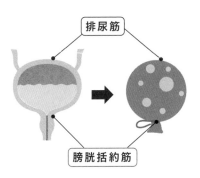

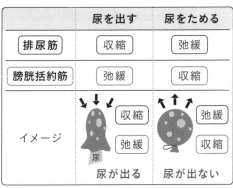

	尿を出す	尿をためる
排尿筋	収縮	弛緩
膀胱括約筋	弛緩	収縮
イメージ	収縮 / 弛緩 尿 尿が出る	弛緩 / 収縮 尿が出ない

そして、上の右表に示した通り、尿を出すときは、**排尿筋が収縮**し、**膀胱括約筋が弛緩**します。一方、尿をためるときはこれと逆の力が働きます。このように、排尿筋と膀胱括約筋の収縮・弛緩の動きは**真逆**になっているため、どれか1つの動きを押さえておけば、あとは機械的に知識を導き出すことができます。

◎ 自律神経系との関係も押さえておこう

排尿筋の働きには、次の通り自律神経系も関わっています。

効果器	交感神経系	副交感神経系
膀胱	排尿筋の弛緩 →排尿抑制	排尿筋の収縮 →排尿促進

これを覚えるには、災害などで急いで避難している状況を想像してください。急いでいるときにトイレに行けば、逃げ遅れてしまいます。そこで、生命の危機を感じるほど**緊張**（交感神経系が活発な状態）している場面では、**排尿が抑制**されるのです。さらに、第3章や第5章で、**アドレナリン作動成分**（プソイドエフェドリン塩酸塩など）や**抗コリン作用**を持つ成分に、**排尿困難**の副作用があることを学びます。こちらも自律神経系への作用によって排尿筋が弛緩することで生じます。

感覚器官（目、鼻、耳）も学習した方がいいですか？

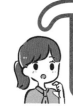

感覚器官は意外に覚えることが多く、煩雑な分野です。苦手意識のある人は、「**過去問に出てきた部分を覚える**」といった戦略で攻めましょう。

くわしく解説

　以前に解説した通り、「目」は1問、「鼻」と「耳」は2つを組み合わせて1問、もしくは**出題せず**というブロックが多いです。勉強し始めるとわかりますが、感覚器官（特に目と耳）は細かい名称が非常に多く、複雑であることが特徴です。ここでは、感覚器官の勉強で迷っている人に向けた学習方法を解説します。

①過去問に出てきたものから覚える

　テキストを見て知識を1つ1つインプットするのではなく、過去問を解いて出てきた記述のなかで、覚えられそうなものから**少しずつ知識を増やしていく**方法です。テキストの丸暗記は投げ出してしまう可能性がありますが、この方法は、出題実績のあるものから**効率的に知識を増やし**ていくことができます。

②後回しにする

　感覚器官が手に負えないと感じるときは、まだ**勉強する時期ではない**こともあります。後回しにして戻ってくると、意外にすんなり覚えられます。また、第2章で2問を落とすことを想定し、ほかで補えるようであれば、捨てる戦略もアリでしょう。捨てるのが怖いと感じるのであれば、ひとまず後回しにしましょう。

29

重要度B | 外皮系

汗腺の覚え方はありますか？

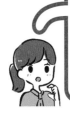

「ア」ポクリン腺は「あ段（あかさたな〜わ）」なので、「わ」きの下（わきの下）に分布と覚えます。「エ」クリン腺は「え段（えけせてね〜ゑ）」なので、「ぜ」んしん（全身）に分布と覚えてみましょう。

くわしく解説

◎ 汗腺の種類

汗腺には下表の通り2種類あります。

種類	分布		補足
アポクリン腺 （体臭腺）	腋窩（わきの下） などの毛根部に分布		元々はフェロモンの役割を果たしていたとされる
エクリン腺	手のひらなど毛根がない部分も含め全身に分布		主に体温調節を行う汗腺である

こう覚える

アポクリン腺：「ア」は「あ段」➡「わ」きの下に分布
エクリン腺：「エ」は「え段」➡「て」のひらを含め「ぜ」んしんに分布

◎ 自律神経系と汗腺

　私たちは、緊張・興奮したときなど**交感神経系**が活発になると**発汗**しやすくなります。基本的に交感神経線維の末端からは**ノルアドレナリン**が伝達物質として放出されますが、**汗腺**の場合、例外的に**アセチルコリン**が放出されます。厳密にいえば、汗腺に関わる伝達物質は次の通りです。

・アポクリン腺を支配する交感神経線維の末端→ノルアドレナリン
・エクリン腺を支配する交感神経線維の末端→**アセチルコリン**

ゴロ合わせ

【エクリン腺とアセチルコリン】
<u>エク</u>ササイズで汗<u>散る</u><u>コリン</u>
　エクリン腺　　アセチルコリン

間違い探し

　Q 次の文章の間違いを探してみましょう。
　①「汗腺には、腋窩（わきの下）などの毛根部に分布するエクリン腺と、手のひらなどの毛根がないところも含め全身に分布するアポクリン腺がある。」
　②「汗腺のうち、エクリン腺を支配する交感神経線維の末端では、ノルアドレナリンが伝達物質として放出される。」

　A ①エクリン腺とアポクリン腺が逆になっていますね。
　　②エクリン腺とくれば、「ノルアドレナリン」ではなく「**アセチルコリン**」です。

ワンポイント

　試験では出題されませんが、多汗症は手のひらや顔などの部位に大量に汗をかいてしまう病気です。原因となる汗はエクリン腺から分泌されるため、多汗症に対して「抗コリン成分（アセチルコリンの働きを抑える成分）」を使用することがあります。OTC医薬品で多汗症に適応のある商品はありませんが、意外に身近な成分が治療に使われていることがわかります。

30

重要度A ｜ 末梢神経系

自律神経系と効果器との関係は、すべて暗記した方がいいですか?

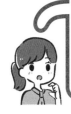

暗記ではなく、「その状態になったときの自分」をイメージしましょう。

くわしく解説

　試験において第3章で出題される成分の多くは「自律神経系」に関わっていますので、第2章の自律神経系の知識はとても大切です。丸暗記しなくても、イメージで結び付けると攻略できます。

◎ 交感神経系の働きは「恋をしているとき」のイメージで攻略

　神経系は、次ページの図のように**中枢神経系**と**末梢神経系**に分かれています。さらに、**自律神経系**は末梢神経系の1つであり、**交感神経系**と**副交感神経系**で構成されています。通常、これらの神経系は、各臓器・器官（効果器）に対して互いに**拮抗**して働き、正反対の作用を持ちます。

　交感神経系が活発なときは「**闘争状態の自分**」、副交感神経系が活発なときは「**リラックス状態の自分**」をイメージするのが王道ですが、ここでは別の視点で「恋」を例にとって説明します。人が恋に落ちるとどうなるでしょうか？　目の前にあこがれの人がいる状況を思い浮かべてみてください。心臓がバクバクし、瞳が大きくなってキラキラと輝きます。何か話そうとしてものどはカラカラで、食事がのどを通らなくなる人もいるでしょう。これはまさに**交感神経系**が活発になっている状態です。効果器の働きをすべて暗記するのは大変なので、「恋をしているとき」の記述のように、イメージと結びつけて整理しましょう。

◎ 神経系の構成

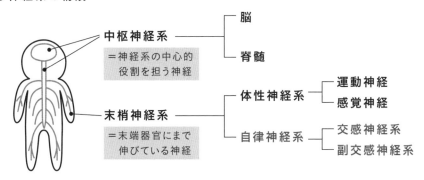

◎ 効果器と交感神経系の働き

効果器	交感神経系	恋をしているとき
目	瞳孔散大	目がらんらんと輝く
唾液腺	少量の粘性の高い唾液を分泌	のどがカラカラになる
心臓	心拍数増加	心臓がバクバクする
末梢血管	収縮	鼻声でない通る声が出せる →鼻の血管が収縮し、鼻づまりが改善される
気管、気管支	拡張	相手を射止めるのにエネルギーがいる →酸素を多く取り込む
胃	血管の収縮	胸がいっぱいでご飯が食べられなくなる →胃の血流量が減少し、胃の動きが低下する
腸	運動低下	排泄のためにトイレに行けばチャンスを逃す
肝臓	グリコーゲンの分解（ブドウ糖の放出）	相手を射止めるのにエネルギーがいる →ブドウ糖を使う
皮膚	立毛筋収縮	興奮して鳥肌が立つ
汗腺	発汗亢進	緊張して汗をかく
膀胱	排尿筋の弛緩（排尿抑制）	排泄のためにトイレに行けばチャンスを逃す

31 アドレナリン作動成分、抗コリン成分、抗アドレナリン成分、コリン作動成分の違いは何ですか？

これら4つの成分グループは、関連する伝達物質や自律神経系への作用が異なります。分類の仕方が理解できれば、難しくはありません。

くわしく解説

◎ 自律神経系に関わる成分は分類して理解する

自律神経系に関わる成分グループは全部で4つあり、整理すると右ページの図のようになります。

まず①「伝達物質での分類」で見てみると、**アドレナリン**関連作用の成分グループと**アセチルコリン**関連作用の成分グループがあることがわかります。

次に②「自律神経系への作用での分類」で見てみると、**交感神経系を優位**にする成分グループと**副交感神経系を優位**にする成分グループがあることがわかります。

第3章の学習では、特に②**「自律神経系への作用での分類」**で見た場合の作用の類似性が重要になります。

例えばアドレナリン作動成分と抗コリン成分は、共に**交感神経系を優位**にさせるため、**動悸**や**排尿障害**などの似たような副作用を持っています。

◎自律神経系に関わる成分グループ

		②自律神経系への作用での分類	
		交感神経系が優位	副交感神経系が優位
①伝達物質での分類	アドレナリン関連作用	**アドレナリン作動成分** ・アドレナリン様の作用 ・交感神経系が優位になる 例）プソイドエフェドリン塩酸塩	**抗アドレナリン成分** ・アドレナリンの働きを抑える作用（抗アドレナリン作用） ・交感神経系が抑えられ、副交感神経系が優位になる 例）高血圧治療薬（医療用医薬品）
	アセチルコリン関連作用	**抗コリン成分** ・アセチルコリンの働きを抑える作用（抗コリン作用） ・副交感神経系が抑えられ、交感神経系が優位になる 例）スコポラミン臭化水素酸塩水和物	**コリン作動成分** ・アセチルコリン様の作用 ・副交感神経系が優位になる 例）ネオスチグミンメチル硫酸塩

ワンポイント

第3章で数多く登場する成分グループは、アドレナリン作動成分と抗コリン成分です。また、抗アドレナリン成分は試験では出題されず、コリン作動成分はネオスチグミンメチル硫酸塩とカルプロニウム塩化物の2種類のみが出題されます。

吸収、代謝、分布、排泄の流れがよくわかりません。どのように覚えればよいですか?

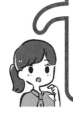

「薬の生体内運命」は、これまで第2章で学習した「人体の構造と働き」の総まとめのような分野です。各臓器の役割を思い出しながら、イラストで流れを頭に入れましょう。

▶ くわしく解説 ◀

◎ 薬の作用

薬には、下表の通り**全身作用**と**局所作用**のものがあります。

	全身作用	局所作用
概要	消化管から吸収され循環血液中に移行し、全身を巡って薬効をもたらす作用	特定の狭い身体部位において薬効をもたらす作用
作用時間	ある程度**時間が必要**（吸収、代謝、作用部位への分布という過程を経るため）	反応は比較的**速やか**（適用部位＝作用部位の場合が多い）
例	・多くの**内服薬** ・外用薬のうち、**坐剤や経皮吸収製剤**など、適用部位から吸収された有効成分が全身作用を示すもの	・多くの**外用薬** ・内服薬のうち、**膨潤性下剤や生菌製剤**など、有効成分が消化管内で作用するもの

◎ 薬の吸収、代謝、分布、排泄とは

薬は体内に入った後、**吸収**、**代謝**、**分布**、**排泄**という4つの過程をたど

り、外に出ていきます。それぞれの言葉の意味は次の通りです。

> 吸収：有効成分を体内に**取り込むこと**
> 代謝：有効成分が体内で化学的に**変化すること**
> 分布：有効成分が循環血液中に入り、**組織に移行すること**
> 排泄：代謝された有効成分が尿などで**体外へ排出されること**

なお、代謝は一般的に有効成分を**不活性化**することを指す場合が多いですが、逆に代謝により有効成分が**活性化**されることもあります。

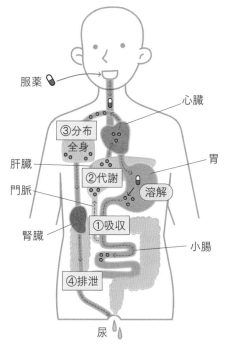

服薬

心臓

③分布
全身

肝臓

②代謝

門脈

溶解

腎臓

①吸収

小腸

④排泄

尿

◎ 吸収、代謝、分布、排泄の流れ

> ①胃で**溶解**し、小腸で**吸収される**
> ②**門脈**を経由し、肝臓で**代謝される**
> ③心臓から血流にのって全身に**分布する**
> ④腎臓から尿中に**排泄される**

◎ 医薬品が肝臓を通ると有効成分が減少する

薬は人体にとって「異物」ですが、肝臓には異物を無毒化する機能が備わっています。それが**代謝**です。有効成分が消化管で吸収された後、**肝臓**に存在する**酵素**で代謝を受けると、「有効成分の量」は「消化管で吸収された量」よりも**少なくなります**。このような「全身循環に入る前の肝代謝」のことを、**肝初回通過効果**と呼んでいます。

◎肝初回通過効果

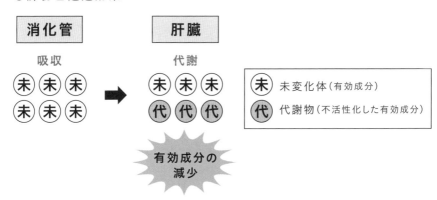

◎ 内服以外の薬の生体内運命

　内服以外の薬の場合は、直接、**循環血液中**に入ります。つまり、「肝初回通過効果」を受けないということです。

　例えば、**ニコチン**や**ニトログリセリン**は肝初回通過効果を受けやすい成分です。これらの成分を内服薬として用いると薬効を十分に発揮することができないため、ニコチンは**咀嚼剤**（ガム）、ニトログリセリンは**舌下錠**や**スプレー**として、**口腔粘膜**から吸収できるよう剤形を工夫しています。

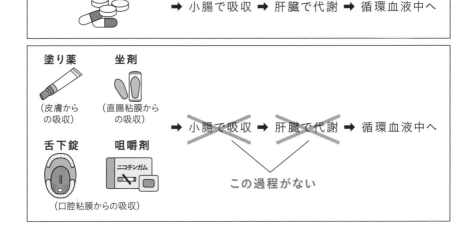

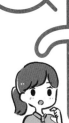

33

重要度B ｜ 剤形による違い

口腔内崩壊錠、チュアブル錠、トローチの違いは何ですか？

いずれも水なしで服用可能な医薬品であり、口の中で溶ける剤形ですが、溶けるスピードや使用目的などは異なっています。

くわしく解説

それぞれの剤形の特徴は、次ページの表の通りです。剤形に関する出題は、口腔内崩壊錠やチュアブル錠、トローチの見分け方以外は常識の範囲内で解ける問題が多いので、サービス問題であるといえます。必ず得点しましょう。

このほか、外用局所に適用する剤形のうち、軟膏剤とクリーム剤の違いもよく問われます。下表の通りですので、あわせて押さえましょう。

◎軟膏剤とクリーム剤のポイント

剤形	基剤	皮膚刺激	目的	患部への使用
軟膏剤	油性基剤	弱い	適用部位を水から遮断したい場合等に用いられる	患部が乾燥していてもじゅくじゅくと浸潤していても使用できる
クリーム剤	油性基剤に水分を加えたもの	強い	患部を水で洗い流したい場合等に用いられる	傷等への使用は避ける必要がある

◎ 剤形による特徴

剤形	手引きの記述	補足
口腔内崩壊錠	・口の中の唾液で速やかに溶ける工夫がなされている ・水なしで服用できる ・固形物を飲み込むことが困難な高齢者や乳幼児、水分摂取が制限されている場合でも、口の中で溶かした後に、唾液と一緒に容易に飲み込むことができる	・ラムネ菓子のように唾液でさっと溶ける ・OD錠（OD：Orally Disintegrating）と呼ばれることもある ・商品例：クラリチンEX　OD錠
チュアブル錠	・口の中で舐めたり噛み砕いたりして服用する ・水なしでも服用できる	・口腔内崩壊錠と異なり、噛み砕いて溶かしながら飲む ・チュアブルは「chew（噛む）＋able（できる）」の意味である ・商品例：小児用バファリンチュアブル
トローチ	・薬効を期待する部位が口の中や喉であるものが多い ・飲み込まずに口の中で舐めて、徐々に溶かして使用する	・局所作用を目的に用いられる「外用剤」である ・丸い穴は窒息防止のために空いている ・商品例：コルゲンコーワトローチ

間違い探し

Q 次の文章の間違いを探してみましょう。

① 「チュアブル錠は、水なしで服用すると、ゼラチンが喉や食道に張り付くことがあるため、必ず適切な量の水（又はぬるま湯）とともに服用する。」

② 「口腔内崩壊錠は、薬効を期待する部位が口の中や喉に対するものである場合が多く、飲み込まずに口の中で舐めて、徐々に溶かして使用する。」

A ① チュアブル錠は、**水なしでも服用できる**のが特徴です。この文章は、カプセル剤に関する記述です。

② この文章は、口腔内崩壊錠ではなく、**トローチやドロップ**に関する記述です。

34

重要度B　｜　症状からみた主な副作用

試験で頻出の副作用は
どれですか？

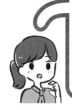

断トツに出題される副作用は、上位から「呼吸器系に現れる副作用」「皮膚に現れる副作用」「消化器系に現れる副作用」「重篤な皮膚粘膜障害」です。ここを境として出題頻度が下がります。なお、「症状からみた主な副作用」は、一般的な常識の範囲内で解ける問題も多いのが特徴です。

◀ くわしく解説 ▶

◎ 出題頻度上位の項目の出題傾向

①呼吸器系に現れる副作用

「間質性肺炎」と「喘息」のうち、特に**間質性肺炎**がよく出題されます。間質性肺炎は、第3章や第5章でも頻繁に出てくる副作用であるため、必ず押さえておきましょう。

②皮膚に現れる副作用

「接触皮膚炎」「光線過敏症」「薬疹」のうち、**薬疹**がよく出題されます。特に薬疹の**発症時期**（医薬品の使用後1〜2週間で起きることが多いが、長期使用後に現れることもある）に関する問題が頻出となっています。

③消化器系に現れる副作用

「消化性潰瘍」と「イレウス」がありますが、どちらも同じくらいの頻出度です。特に消化性潰瘍において、消化管出血に伴い糞便が**黒くなる**ことは必ず覚えておきましょう。「白くなる」や「赤くなる」は誤りです。

④重篤な皮膚粘膜障害

「皮膚粘膜眼症候群」も「中毒性表皮壊死融解症」も、同じくらいの頻出度となっています。これらは重症型の薬疹であり、少しこすっただけで**皮膚がはがれ、やけどのようになります**。皮膚がはがれた面積の広さで区別され、発疹や水ぶくれの範囲が**狭い**場合には**皮膚粘膜眼症候群**、**広い**場合には**中毒性表皮壊死融解症**と呼ばれます。なお、両者の**発生頻度**は特によく出てきますので、必ず覚えておきましょう。

◎ 皮膚粘膜眼症候群と中毒性表皮壊死融解症の違い

	皮膚粘膜眼症候群	中毒性表皮壊死融解症
別名・略名	スティーブンス・ジョンソン症候群、SJS	TEN
皮膚がはがれた面積	10%未満	10%以上
発生頻度 （人口100万人当たり）	年間1～6人	年間0.4～1.2人

◎ 副作用における各項目の出題頻度

分類	項目	出題頻度
全身的に現れる副作用	ショック（アナフィラキシー）	C
	重篤な皮膚粘膜障害	A
	肝機能障害	B
	偽アルドステロン症	B
	病気等に対する抵抗力の低下等	－
精神神経系に現れる副作用	精神神経障害	C
	無菌性髄膜炎	C
	その他	－
体の局所に現れる副作用	消化器系に現れる副作用	A
	呼吸器系に現れる副作用	A
	循環器系に現れる副作用	B
	泌尿器系に現れる副作用	B
	感覚器系に現れる副作用	C
	皮膚に現れる副作用	A

「主な医薬品とその作用」のオキテ

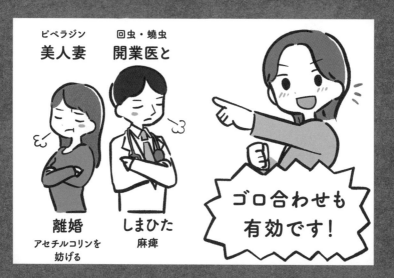

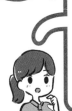

35

| 重要度B | 勉強法 |

覚える医薬品が多いですが、第3章はどのように勉強すればよいですか?

西洋薬を先に学習し、ある程度理解ができたら生薬と漢方薬に取り組むのがおすすめです。また、「かぜ薬」はさまざまな成分からできているので、後回しにした方が効率的に学べます。

くわしく解説

第3章で出題される医薬品は大きく分けて、**西洋薬、生薬、漢方薬**の3種類があります。数も多く、各医薬品の出題傾向（何が問われるか）も異なるため、これらを並行して覚えていくのはとても大変です。まずは西洋薬を先に学習し、その後に生薬と漢方薬に取り組むと混乱しにくくなります。

◎各医薬品の出題傾向

種類	試験で主に問われるもの
西洋薬	効能効果、副作用、特徴、作用機序
生薬	効能効果、基原、薬用部位
漢方薬	効能効果（しばり・症状）、体力、構成生薬

◎ かぜ薬の成分は多いため後回しが効率的

第3章の手引きの内容は「かぜ薬」からスタートします。かぜ薬の大量の成分に圧倒される人もいるかもしれませんが、実際のところ、かぜ薬は主に「**解熱鎮痛成分**」「**鎮咳去痰成分**」「**鼻症状を抑える成分**」の3つ

の薬効群で構成されています。つまり、それらの項目を先に学習すれば、自然とかぜ薬のほぼすべての成分の知識が習得できるのです。そのため、かぜ薬の成分の学習は、後回しにするのが効率的です。

このように、OTC医薬品は配合剤が多く、1つの成分が別の項目で何度も登場することがあります。できるだけ学習内容が重複しないよう、後回しにすべき項目を知っておきましょう。

◎ かぜ薬以外で後回しにした方がよい薬

かぜ薬以外にも「後回しにした方がよい項目」があります。下表を参考にしてください。ただし、「この項目で押さえるべき成分」に関しては、この項目で主に出題されるため、先に学習しておきましょう。

◎後回しにするのが効率的な薬

項目	後回しでよい理由	この項目で押さえるべき成分
かぜ薬	「解熱鎮痛薬」「鎮咳去痰薬」「内服アレルギー用薬・鼻炎用内服薬」を学習すればほぼ網羅できるため	抗炎症成分(トラネキサム酸、グリチルリチン酸)
口腔咽喉薬、うがい薬(含嗽薬)	「皮膚に用いる薬(外皮用薬)」の項目で「殺菌消毒成分」を学習すればほぼ網羅できるため	組織修復成分(アズレンスルホン酸ナトリウム)
外用痔疾用薬	「皮膚に用いる薬(外皮用薬)」で学ぶ成分と重複しているため	組織修復成分(アラントイン、アルミニウムクロルヒドロキシアラントイネート)、止血成分(タンニン酸、硫酸アルミニウムカリウム、卵黄油)
歯や口中に用いる薬(歯痛薬、歯槽膿漏薬、口内炎用薬)	ほかの項目で出てくる成分ばかりのため	殺菌消毒成分(オイゲノール)、止血成分(カルバゾクロム、フィトナジオン)

| 重要度A | 西洋薬全般 |

カタカナ成分の効率的な覚え方はありますか？

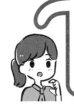

カタカナ成分は名前に規則性のあるものが多く存在します。
特に語尾に注目してみると覚えやすいです。

くわしく解説

◎ 成分名の規則性は語尾に注目

　成分名は丸暗記で覚えるよりも、**特徴的な部分**に注目すると覚えやすいです。

　また、西洋薬の成分は、安定性などを高めるために「塩（えん）」と呼ばれる形になっていることがあります。

　例えば、「ジフェンヒドラミン」には、別の成分として「ジフェンヒドラミン塩酸塩」が存在します。「ジフェンヒドラミン塩酸塩」は、有効成分「ジフェンヒドラミン」を「塩酸塩」の形にしたものです。ただし、このような「塩」による成分の違いが試験で問われることは、基本的にありません。そのため、試験勉強においては、**有効成分の暗記のみ**でかまいません。

間違い探し

Q 次の文章の間違いを探してみましょう。
　「デキサメタゾンやフェルビナクは、ステロイド性抗炎症成分に分類される。」

A 語尾に注目すると、フェルビナクはステロイド性抗炎症成分ではなく、外用鎮痛消炎成分（**非ステロイド性抗炎症成分**）であることがわかります。

◎ 語尾などに特徴のある成分名

成分グループ	語尾	成分名
解熱鎮痛成分 （非ステロイド性 抗炎症成分）	サリチル酸系： 〜ピリン、〜アミド	アスピリン、サザピリン、エテンザミド
	プロピオン酸系： 〜プロフェン	イブプロフェン、ケトプロフェン、プラノプロフェン
非麻薬性鎮咳成分	〜ルファン	デキストロメトルファン、ジメモルファン
気管支拡張成分	メトキ	メトキシフェナミン、トリメトキノール
去痰成分	〜システイン	メチルシステイン、カルボシステイン
消化酵素	〜ゼ、〜ザイム	ジアスターゼ、プロザイム
抗ヒスタミン成分	〜アミン、 〜スチン、〜ジン	ジフェンヒドラミン、クレマスチン、フェキソフェナジン
アドレナリン作動成分	〜リン、〜ゾリン	プソイドエフェドリン、ナファゾリン
キサンチン系成分	〜フィリン	ジプロフィリン、テオフィリン
局所麻酔成分	〜カイン	リドカイン、ジブカイン
ステロイド性 抗炎症成分	〜ゾン、〜ゾロン	デキサメタゾン、プレドニゾロン
外用鎮痛消炎成分 （非ステロイド性 抗炎症成分）	〜ナク	ジクロフェナク、フェルビナク
抗真菌成分	〜ナゾール	オキシコナゾール、ネチコナゾール
抗菌成分	〜マイシン、 〜シン	フラジオマイシン、バシトラシン
殺菌消毒成分	〜オール	エタノール、チモール、アクリノール

37 | 重要度A | 西洋薬全般

抗コリン作用が複雑で混乱してしまうのですが、よい覚え方はありますか?

抗コリン作用には、文字通りに「アセチルコリンの働きを抑える作用」という意味があります。冷静に考えれば大丈夫です。

くわしく解説

抗コリン作用は、**アセチルコリンの働きを抑える作用**ですが、具体的な作用を忘れてしまったときは、以下の順で思い出しましょう。

①「抗コリン作用」を言い換えると「**コリンに抗う作用**」となる
②「コリン」とは「アセチルコリン」のことなので、①を言い換えると「**アセチルコリンに抗う作用**」となる
③アセチルコリンは副交感神経の神経伝達物質なので、②を言い換えると「**副交感神経系に抗う作用**」となる
④「副交感神経系に抗う作用」とは、すなわち「**交感神経系が優位になっている状態**」（闘争状態にある自分）をイメージするとよい（Q30参照）

◎抗コリン成分の主作用と副作用

抗コリン作用の主作用
乗物酔い防止薬：中枢では自律神経系の混乱を軽減させる。末梢では消化管の緊張を低下させる（消化管の過剰な運動を抑える） **胃腸鎮痛鎮痙薬**：胃痛や胃痙攣を鎮める、胃酸を抑える **鼻炎用内服薬**：鼻汁分泌やくしゃみを抑える

抗コリン作用の副作用
眼圧上昇、散瞳による目のかすみ、異常なまぶしさ、排尿困難、動悸

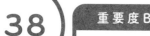

38 手引きに「抗ヒスタミン成分は抗コリン作用を示すものが多い」とありますが、これはどのような意味ですか？

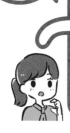

ヒスタミン受容体とアセチルコリン受容体の構造が似ており、抗ヒスタミン成分がアセチルコリン受容体に結合することがあるからです。

くわしく解説

　抗ヒスタミン成分には、当然「抗ヒスタミン作用」がありますが、合わせて「抗コリン作用」も示します。ここではこの理由について説明していきますが、本題に入る前に、まずは「薬」と「受容体」について学習しましょう。

◎ 薬と受容体は鍵と鍵穴の関係

「薬」と「受容体」は下図のように、よく「鍵」と「鍵穴」の関係にたとえられます。これは、薬という「鍵」が受容体という「鍵穴」に入ることで扉を開く、つまり、何らかの作用を起こすということです。

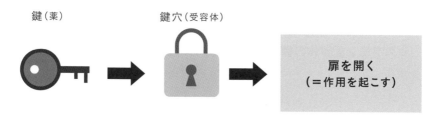

鍵（薬）　　　　　　鍵穴（受容体）

扉を開く
（＝作用を起こす）

　この「鍵」には、本物と偽物があります。本物の鍵の場合、鍵穴にささることで扉が開く、つまり、本来起こる作用と同じ作用をもたらします。

一方、偽物の鍵の場合、鍵穴にはささりますが、扉を開くことはできません。つまり、**本来起こるはずの作用を起こさないようにすることができる**ということです。

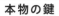

本来起こる作用を起こす働き

本来起こる作用を起こさないようにする働き

◎ 抗ヒスタミン成分は偽物の鍵の役割を果たす

抗ヒスタミン成分は、まさにこの「偽物の鍵」の役割を果たします。例えば「ヒスタミン」は「本物の鍵」となる生体内情報伝達物質で、**アレルギー症状を引き起こします**。そこで、ヒスタミンが受容体に結合する前に抗ヒスタミン成分が受容体に結合すれば、ヒスタミンが本来持つ作用（アレルギー症状を引き起こす作用）を止めることができます。

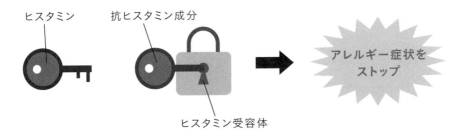

◎ 抗ヒスタミン成分が抗コリン作用を示すワケ

ヒスタミン受容体の構造は、アセチルコリン受容体の構造に少し似ています[※]。そのため、抗ヒスタミン成分は、ヒスタミン受容体だけでなくアセチルコリン受容体にも結合し、結果として抗ヒスタミン作用と抗コリン作用を同時に示すことがあります。

※試験では出題されないため、受容体の名称を省略しているが、それぞれヒスタミンH_1受容体とムスカリンM_1受容体について言及している

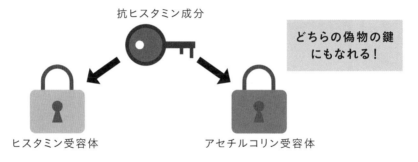

抗ヒスタミン成分

どちらの偽物の鍵
にもなれる！

ヒスタミン受容体　　　　　　　　　　アセチルコリン受容体

◎ 抗ヒスタミン成分には第一世代と第二世代がある

　抗ヒスタミン成分には、**古くからある第一世代**と、**新しく開発された第二世代**があります。第二世代は、**第一世代が持つ眠気や抗コリン作用による副作用が軽減**されています。

　こう書くと、第一世代はまるでよくないもののように思えるかもしれませんが、あえて第一世代が使われる場合もあります。例えば、かぜ薬には、一般的に第二世代ではなく第一世代の抗ヒスタミン成分が使われています。これは、第一世代の抗ヒスタミン成分に、かぜによる鼻汁分泌やくしゃみを抑える「抗コリン作用」があるとされるからです。また、第一世代の持つ眠気の副作用を逆手にとって、睡眠改善薬として用いられることもあります。

　以下に、第一世代と第二世代の抗ヒスタミン成分をまとめています。ただし、試験ではこの世代による分類までは問われないため、参考として確認しておくだけで大丈夫です。

◎ 第一世代と第二世代の抗ヒスタミン成分

第一世代の抗ヒスタミン成分
クロルフェニラミンマレイン酸塩、カルビノキサミンマレイン酸塩、クレマスチンフマル酸塩、ジフェンヒドラミン塩酸塩
第二世代の抗ヒスタミン成分
ケトチフェンフマル酸塩、メキタジン、アゼラスチン、エピナスチン塩酸塩、フェキソフェナジン塩酸塩、ロラタジン

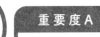

重要度A ｜ 西洋薬全般

抗コリン作用を持つ成分が緑内障に注意すべきなのはなぜですか？

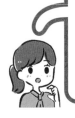

抗コリン作用によって眼圧上昇が起こり、緑内障が悪化するおそれがあるからです。

くわしく解説

　緑内障の病態について理解すると、抗コリン作用を持つ成分に注意が必要な理由がわかります。

◎ 緑内障は眼圧上昇で視神経に障害が起こる病気

　緑内障は、主に**眼圧上昇**によって**視神経に障害**が起こり、視野が狭くなってしまう病気です。治療が遅れると失明に至ることもあります。

　角膜と水晶体の間は、**房水**（ぼうすい）と呼ばれる組織液で満たされています。房水は、眼の組織に栄養分や酸素を供給する働きや、眼圧を生じさせて目の形を保つ働きをしています。緑内障は、房水の産生と排出のバランスが崩れることによる眼圧の上昇が、病因の１つであるといわれています。

◎ 緑内障の種類

　緑内障には、ほかの病気が原因で起こる続発緑内障と、原因がわからない原発緑内障があります。原発緑内障にはさらに、**閉塞隅角緑内障**（ぐうかく）と**開放隅角緑内障**がありますが、このうち「抗コリン作用を持つ成分」に厳重な注意が必要なものは、**閉塞隅角緑内障**です。この理由は、これら２つの緑内障の病態の違いを知ることで理解できます。

◎緑内障の種類

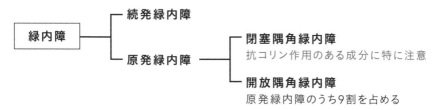

なお、「隅角」は「隅っこの角」と書きますが、角膜と虹彩の根元が交わる部分の角度のことを指します。

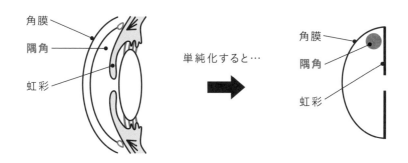

◎ 閉塞隅角緑内障

閉塞隅角緑内障は、隅角が閉塞するか、狭いタイプです。隅角部分には「シュレム管」という房水の排出口がありますが、隅角が虹彩によって塞がれて狭くなると、**房水の排出が妨げられて眼圧が上がります**。隅角が完全に閉塞すると、**急性緑内障発作**を起こして急激に眼圧が上昇し、頭痛や吐き気、嘔吐などの症状が現れることもあります。処置が遅れると失明に至るおそれもあり、速やかに眼科専門医の診療を受ける必要があります。

◎ 開放隅角緑内障

開放隅角緑内障は、閉塞隅角緑内障と異なり、隅角は開いています。しかし、**房水の排出口が目詰まりを起こしている**ために、房水が流れにくい状態になっています。

```
         閉塞隅角緑内障              開放隅角緑内障

                 ─ 隅角                    ─ 隅角
    角膜 ─          ─ 虹彩      角膜 ─          ─ 虹彩

          ➡：房水の流れ
```

◎ 房水と眼圧の関係は「おふろの水を流すときの状況」

　房水の排出に問題があると眼圧が上昇しますが、この関係性は「おふろの水を流すときの状況」にたとえるとわかりやすいです。おふろの水位が高いままの状態は、房水が排出されず、眼圧が高い状態に似ています。

正常な状態	排水口に詰まりがなく自然に水が流れ、水位が低い
閉塞隅角緑内障	排水口自体が塞がれていて水が流れず、水位が高い
開放隅角緑内障	排水口が詰まって水が流れにくく、水位が高い

◎ 抗コリン作用を持つ成分は眼圧を上昇させる

　抗コリン作用を持つ成分は散瞳作用があるため、特に**閉塞隅角緑内障**では、**房水流出路（房水通路）を狭くして、眼圧を上昇**させます。そのため、緑内障の人がこうした薬を使うと病態が悪化するおそれがあります。抗コリン成分以外で抗コリン作用を示すものもあるため、下表の成分を把握しておきましょう。

抗コリン成分	鼻症状に用いられる成分：ベラドンナ総アルカロイド、ヨウ化イソプロパミドなど 胃液分泌抑制成分：ピレンゼピン塩酸塩、ロートエキスなど 胃腸鎮痛鎮痙成分：ブチルスコポラミン臭化物など
抗ヒスタミン成分	ジフェンヒドラミン塩酸塩など
抗めまい成分	ジフェニドール塩酸塩

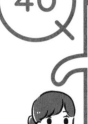

40

重要度C ｜ 西洋薬全般

抗コリン成分の副作用に「眠気」があるのはなぜですか？

中枢神経系において、覚醒に関わるアセチルコリンの働きが抑えられるためです。

くわしく解説

◎ 脳内のアセチルコリン抑制により眠気が現れる

なぜこのような質問が出るのかを先に解説します。抗コリン成分は、アセチルコリンの働きを抑えることで副交感神経系を抑制します。すると、**交感神経系が優位な状態（闘争状態）がイメージ**され、「眠気の副作用」が結びつきにくいようです。

試験では、アセチルコリンは主に末梢神経系のうち、副交感神経の神経伝達物質として学びます。つまり、「副交感神経系の抑制による闘争の状態」は、**末梢神経系（体の各部）での働き**と捉えてください。

しかし、実はアセチルコリンは末梢神経系だけでなく**中枢神経系（脳内）**においても神経伝達物質として働きます。アセチルコリンは脳内において、**覚醒**に関わっていることが知られています。つまり、脳内で抗コリン成分が作用した場合、脳内のアセチルコリンの働きが抑えられ、覚醒の逆、すなわち**眠気**が現れます。

なお、胃腸などの局所で効くように設計されている抗コリン成分であっても、少量の抗コリン成分が脳内に移行して、中枢神経系に影響を与えることがあります。

重要度A	解熱鎮痛薬

解熱鎮痛成分を飲みすぎると胃腸障害が出るのはなぜですか？

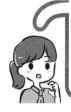

解熱鎮痛成分が標的とする「プロスタグランジン」には、胃を守る作用があるからです。

くわしく解説

　昔、放映されていたテレビCMで、「バファリンの半分はやさしさでできている」というコピーがありました。これは、解熱鎮痛成分と制酸成分が同時に配合され、胃にやさしいつくりになっていたからです。それでは、なぜ解熱鎮痛成分には**胃腸障害の副作用**があるのかを確認していきましょう。

◎ プロスタグランジンの産生機序

　胃腸障害の副作用には、**プロスタグランジン**というホルモンに似た物質が大きく関与しています。

　外傷などで組織が損傷を受けると、細胞膜にあるリン脂質から「アラキドン酸」が遊離し、それが「プロスタグランジン」へと変化します。

　解熱鎮痛成分は、**プロスタグランジンの産生を抑制**することで痛みや熱を抑える役割を果たしています（次ページ図「解熱鎮痛成分によるプロスタグランジンの産生抑制」を参照）。

◎ プロスタグランジンには「胃を守る」作用がある

　プロスタグランジンは私たちの体内でさまざまな役割を担っていますが、試験で出題される主な作用は、次表の通りです。

◎プロスタグランジンの主な作用

痛み・熱を引き起こす作用	胃を守る作用
・痛みを増幅させる作用 ・体温の設定温度を上げる作用 ・炎症を引き起こす作用	・胃酸分泌を調節する作用 ・胃腸粘膜を保護する作用

　解熱鎮痛成分は、プロスタグランジン産生抑制作用により、表の左列の「痛み・熱を引き起こす作用」を抑えることができますが、同時に表の右列の**「胃を守る作用」**も抑えてしまいます。

　このように、医薬品は人にとってプラスの影響だけでなく、マイナスの影響も与えることが多いため、使い過ぎには注意が必要なのです。

◎解熱鎮痛成分によるプロスタグランジンの産生抑制

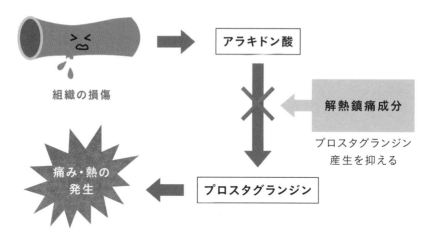

組織の損傷

アラキドン酸

解熱鎮痛成分

プロスタグランジン
産生を抑える

痛み・熱の
発生

プロスタグランジン

> **ワンポイント**
>
> 解熱鎮痛薬の効果の範囲は、解熱や頭痛・歯痛・筋肉痛・捻挫痛などの鎮痛のほか、月経自体が生じる過程にプロスタグランジンが関わっていることから、月経痛（生理痛）の鎮痛も含まれます。ただし、腹痛を含む痙攣性の内臓痛は発生のしくみが異なるため、一部の漢方処方製剤を除いて解熱鎮痛薬の効果は期待できません。

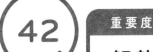

42

重要度B ｜ 解熱鎮痛薬

解熱鎮痛薬の項目において、「中枢」における作用、「末梢」における作用などの言葉が出てきますが、これはどのような意味ですか？

中枢は中枢神経系すなわち「脳」を、末梢は末梢神経系すなわち「体の各部」をイメージしましょう。

▶ **くわしく解説**

　神経系は**中枢神経系**と**末梢神経系**に分かれます。これらの言葉については文字通り、中枢神経系は「中心的役割を担う神経」、末梢神経系は「末端まで伸びている神経」と覚えるのがよいでしょう。

　また、中枢神経系は脳と脊髄から構成され、末梢神経系はさらに体性神経系と自律神経系に分かれます（Q 30を参照）。

◎ アセトアミノフェンは主に「中枢」で作用する

　手引きにおいてアセトアミノフェンは、「**主として中枢作用によって解熱・鎮痛をもたらすため、末梢における抗炎症作用は期待できない**」と記載されています。この文章をわかりやすくいえば、アセトアミノフェンが作用を発揮する場所は主に「中枢」つまり「脳」であり、「末梢」つまり「体の各部」での抗炎症作用（＝プロスタグランジン産生抑制作用）は期待できないということです。

　アセトアミノフェンには抗炎症作用がないため、あえて使う場面があるのかどうか疑問に思う方もいるかもしれません。しかし、末梢作用が弱いということは、胃でのプロスタグランジン産生抑制作用も弱いということになり、**胃腸障害が少ない**という特長があります。

43

アスピリンの「血液を凝固しにくくさせる作用」を覚える方法はありますか？

> 止血のしくみを理解し、トラネキサム酸の作用とセットで覚えましょう。

くわしく解説

　血液に関する注意事項のうち、試験でよく出る成分として、アスピリンとトラネキサム酸があります。アスピリンには**血液が固まるのを防ぐ作用**があり、トラネキサム酸には**血液を固める作用**（厳密にいえば血栓の溶解を抑える作用）があります。これら2つの成分はセットで覚えましょう。

◎ 止血のしくみと薬の作用点

　止血は「凝固系」と「線溶系」の組合せで行われます。凝固系は血を固める経路、線溶系は血栓を溶かす経路です。なお、試験で凝固系は出題されますが、線溶系は出題されません。

◎凝固系のしくみ

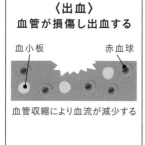

〈出血〉
血管が損傷し出血する

血小板　　赤血球

血管収縮により血流が減少する

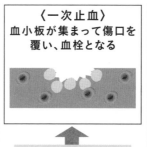

〈一次止血〉
血小板が集まって傷口を覆い、血栓となる

アスピリン

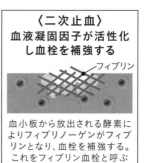

〈二次止血〉
血液凝固因子が活性化し血栓を補強する

フィブリン

血小板から放出される酵素によりフィブリノーゲンがフィブリンとなり、血栓を補強する。これをフィブリン血栓と呼ぶ

アスピリンは「凝固系」におい
て、血小板の凝集を抑制して血液を
固まりにくくします。いわゆる**血液
をサラサラにする成分**ですね。

一方、トラネキサム酸は「線溶系」
において、血栓を溶かす作用を持つ
プラスミンの働きを抑え、血栓をそ
のままにします。そのため、脳血栓
などがある人では注意が必要です。

なお、プラスミンは炎症を引き起
こす物質を誘発するため、トラネキ
サム酸はプラスミンの働きを抑える
ことで、メインの作用である**抗炎症
作用**を発揮します。

◎線溶系のしくみ

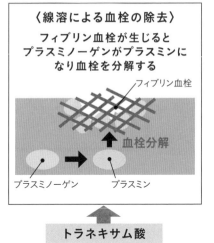

〈線溶による血栓の除去〉
フィブリン血栓が生じると
プラスミノーゲンがプラスミンに
なり血栓を分解する

フィブリン血栓

血栓分解

プラスミノーゲン　　プラスミン

トラネキサム酸

◎**アスピリンとトラネキサム酸の作用**

アスピリン	・サリチル酸系解熱鎮痛成分 ・血液を凝固しにくくさせる作用もあるため、出産予定日12週間以内の妊婦の使用を避ける ・医療用医薬品では血栓予防薬の成分としても用いられている
トラネキサム酸	・抗炎症成分 ・凝固した血液を溶解されにくくする働きもあるため、血栓のある人や血栓を起こすおそれのある人に使用する場合は、治療を行っている医師または処方薬の調剤を行った薬剤師に相談するなどの対応が必要である

ワンポイント

　解熱鎮痛成分の特徴を覚えるには「痛み止め覚えうた」もおすすめです。本章
末（160ページ）に掲載していますので、ぜひ確認してくださいね。

44

重要度A　｜　　　　　　　眠気を防ぐ薬

カフェインの利尿作用の機序は、どのようなものですか？

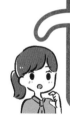

カフェインの利尿作用は、腎臓におけるナトリウムイオン（同時に水分）の再吸収抑制作用により生じます。ナトリウムイオンの動きをしっかりと把握しましょう。

くわしく解説

カフェインには眠気を防ぐ作用がありますが、付随する作用として**利尿作用**もあります。

ここではその機序についてくわしく解説します。

◎ ナトリウムと水分は仲がよい

ナトリウムは人体に必要なミネラルの一種であり、私たちはナトリウムを主に**食塩**（塩化ナトリウム）から摂取します。食塩をたくさん摂ると、血液中のナトリウム濃度が高くなります。

すると私たちはのどが渇き、水が飲みたくなります。これは、血液中のナトリウム濃度を水で薄めようとしているからですね。つまり、**ナトリウムと水分は仲がよい**のです。

さらに、前述した「腎臓における**ナトリウムイオン**（同時に水分）**の再吸収抑制作用**」の「再吸収抑制」とは、ナトリウムイオンと水分が体内に再吸収されずに**体外に排出される**ことを意味します。やはりここでもナトリウムと水分が一緒に（同時に）動いていることを押さえてください。つまり、通常時とカフェイン摂取時の体内の動きは、次ページの図「カフェインの利尿作用」のようになります。

◎ カフェインの利尿作用

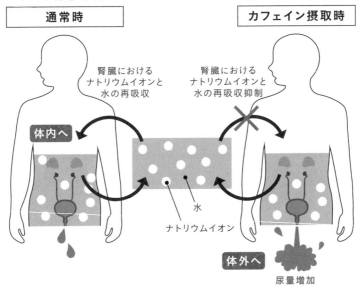

通常時

カフェイン摂取時

腎臓における
ナトリウムイオンと
水の再吸収

腎臓における
ナトリウムイオンと
水の再吸収抑制

体内へ

水

ナトリウムイオン

体外へ

尿量増加

間違い探し

Q 次の文章の間違いを探してみましょう。
「カフェインの作用として、腎臓におけるカリウムイオン（同時に水分）の再吸
収抑制があり、尿量の増加（利尿）をもたらす。」

A 「カリウム」ではなく、「**ナトリウム**」が正解です。

◎ 偽アルドステロン症は逆の作用

　もう1つ、ナトリウムの体内での動きについてよく問われるものがあり
ます。それは偽アルドステロン症です。

　偽アルドステロン症は、グリチルリチン酸などを大量に摂取した場合に
起こる副作用であり、**体内に塩分（ナトリウム）と水が貯留し、体からカリ
ウムが失われる**ことによって生じます。

　この場合もやはりナトリウムと水分は一緒に動いていますが、カフェイ
ンのときとは逆に、**ナトリウムと水分は体内に貯留**します。体内の水分量
が増えることで、血圧上昇やむくみが起こるのです。

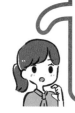

45 重要度A | 鎮暈薬（乗物酔い防止薬）

鎮暈薬はたくさんありますが、どれも似たような作用に思えます。効率的な覚え方はありますか？

まずは頻出の成分グループを知り、その作用については固有の
キーワードを押さえましょう。鎮暈薬の問題は意外にワンパ
ターンです。

くわしく解説

◎ 鎮暈薬は3つの成分グループが頻出

　鎮暈薬で頻出の成分グループは、**抗めまい成分**、**抗ヒスタミン成分**、
抗コリン成分の3つです。下表では、各グループの頻出成分とそれらの作
用機序をまとめています。作用機序を丸暗記するのは大変なので、まずは
赤字で示している固有のキーワードを覚える方法をおすすめします。

　なお、抗めまい成分と抗ヒスタミン成分はいずれも「**内耳**」への作用
がありますが、これを「**中耳**」とするひっかけ問題に注意してください。

◎鎮暈薬で頻出の成分グループと成分

成分グループ	頻出成分	作用機序	出題頻度
抗めまい成分	ジフェニドール塩酸塩	内耳にある前庭と脳を結ぶ神経（前庭神経）を調節するほか、内耳への血流を改善する	A
抗ヒスタミン成分	ジメンヒドリナート	延髄にある嘔吐中枢への刺激や内耳の前庭における自律神経反射を抑える	C
	メクリジン塩酸塩		C

抗コリン成分	スコポラミン臭化水素酸塩水和物	中枢に作用して自律神経系の混乱を軽減させ、末梢では消化管の緊張を低下させる	B

◎ 抗めまい成分の覚え方

　ジフェニドール塩酸塩は、**抗めまい成分**です。**排尿困難**の症状がある人や**緑内障**の診断を受けた人では、症状を悪化させるおそれがあります。

> **ゴロ合わせ**
>
> 　アイドル　　　　　の魅力に　　　　めまいする
> 　ジフェニドール塩酸塩　　　　　　　抗めまい成分

◎ 抗ヒスタミン成分の覚え方

　ジメンヒドリナートやメクリジン塩酸塩は、**専ら乗物酔い防止薬に配合される**抗ヒスタミン成分です。メクリジン塩酸塩は、ほかの抗ヒスタミン成分と比べて作用が現れるのが**遅く**、持続時間が**長く**なります。抗ヒスタミン成分で頻出の成分は「ジメン」「ジン」の文字が入ります。

> **ゴロ合わせ**
>
> 　ゆっくりじんわり長く効く
> 　　メクリジン塩酸塩

◎ 抗コリン成分の覚え方

　スコポラミン臭化水素酸塩水和物は、**乗物酔い防止に古くから用いられている抗コリン成分**で、肝臓で速やかに代謝されてしまいます。そのため、抗ヒスタミン成分等と比べて作用の持続時間は**短く**なります。

> **ゴロ合わせ**
>
> 　少しの時間効く
> 　スコポラミン臭化水素酸塩水和物

46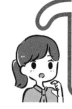

重要度B ｜ 鎮咳去痰薬

非麻薬性鎮咳成分は、すべて 覚えた方がよいですか？

非麻薬性鎮咳成分のうち特に頻出のものは、「ノスカピン／ノスカピン塩酸塩水和物」と「デキストロメトルファン臭化水素酸塩水和物」、次によく出題されるものは「チペピジンヒベンズ酸塩／チペピジンクエン酸塩」です。それ以外はほとんど出題されません。

▶ くわしく解説 ◀

　まずは上位３つの成分を必ず押さえ、あとはゴロ合わせで覚えましょう。なお、「〜ルファン」で終わるものに、「デキストロメトルファン」と「ジメモルファン」があります。

◎非麻薬性鎮咳成分の出題頻度

	成分名	出題頻度
①	ノスカピン／ノスカピン塩酸塩水和物	B
②	デキストロメトルファン臭化水素酸塩水和物	B
③	チペピジンヒベンズ酸塩／チペピジンクエン酸塩	C
④	クロペラスチン塩酸塩／クロペラスチンフェンジゾ酸塩	―
⑤	ジメモルファンリン酸塩	―
⑥	デキストロメトルファンフェノールフタリン塩	―

▶ ゴロ合わせ ◀

<u>ぴちぴちの</u>	<u>黒ギャル</u>	<u>スッピン</u>	で	<u>キスすると</u>	<u>モメる</u>
③	④	①		②、⑥	⑤

※番号は上記表内の番号

47

去痰成分の作用の違いがわかりません。どのように覚えればよいですか?

去痰の方法には、①痰のサラサラ成分を増やす方法、②痰のネバネバ成分を溶かす方法、③痰のレシピを変える方法、④線毛運動を活発にする方法の4つがあります。まずは「作用」に書かれた言葉の意味を把握しましょう。

くわしく解説

◎ 咳は異物を排出し、痰は異物をからめとる

呼吸器官にほこりやウイルスなどの異物が入り込むと、体ではそれを取り除こうとする生体防御反応が働き、咳が出ます。また、咳には気道にたまった痰を外に排出する役割もあります。気道粘膜には線毛とその表面を覆う粘液が存在し、この粘液が異物をからめとったものが痰です。

◎ 気道粘膜の構造

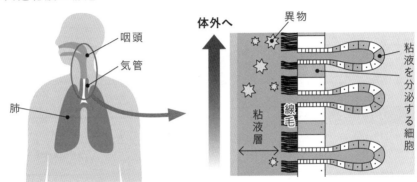

◎ 去痰成分で痰をサラサラに

去痰成分は、ネバネバした痰をサラサラした痰に変えます。痰をサラサラにする方法は大きく分けて3つあり、これに加えて線毛運動を活発にさせる成分もあります。

【去痰の方法】

①痰のサラサラ成分を増やす方法
②痰のネバネバ成分を溶かす方法　⎫
③痰のレシピを変える方法　⎬ 痰をサラサラにする方法
④線毛運動を活発にする方法　⎭

下表に去痰成分とそれぞれの去痰の方法をまとめました。特に覚えておきたい成分・作用を赤字にしています。

◎ 去痰成分と去痰の方法

成分名	作用	去痰の方法
グアイフェネシン、グアヤコールスルホン酸カリウム、クレゾールスルホン酸カリウム	気道粘膜からの粘液分泌促進作用	① ※ただし詳細な作用機序は不明である
エチルシステイン塩酸塩、メチルシステイン塩酸塩	痰の中の粘性タンパク質の溶解・低分子化による粘性減少作用	②
カルボシステイン	痰の中の粘性タンパク質の溶解・低分子化による粘性減少作用、粘液成分の含量比の調整作用	②③
ブロムヘキシン塩酸塩	粘液分泌促進作用・溶解低分子化作用・線毛運動促進作用	①②④

◎ グアイフェネシン、グアヤコールスルホン酸カリウム、クレゾールスルホン酸カリウムの覚え方

このグループは、すべて「グ」「ク」で始まります。なお、「グアイフェネシン」は「グアヤコール」のにおいなどの欠点を改良したものです。

グアーっと　　　　　　　　　　　　　　促進！
グアイフェネシン、グアヤコール　　粘液分泌促進

◎ エチルシステイン塩酸塩、メチルシステイン塩酸塩の覚え方

語尾に「システイン」が付くものは、すべて同一の作用を持ちます。

痰は　　溶か　　していいんだよ
　　　　溶解　　システイン

◎ カルボシステインの覚え方

　上で示したシステイン系に共通の作用と共に、粘液成分の**含量比を調整する作用**を持ち、医療用医薬品としても広く用いられています。

量を　　　　　　はかる
含量比調整　　　カルボシステイン

◎ ブロムヘキシン塩酸塩の覚え方

　ブロムヘキシン塩酸塩は、さまざまな作用を持つ成分であり、気道粘膜からの粘液分泌促進作用・溶解低分子化作用・線毛運動促進作用の**3つの作用がセットになっている**ことが大きな特徴です。

　したがって、試験問題でこれら3つの作用がセットで書かれていれば、「正」の可能性が高いです。具体的な作用を忘れてしまったとしても、作用が3つ書かれているかどうかを確認してください。

毛を　　　　　　　ブローする
線毛運動促進　　　ブロムヘキシン塩酸塩

48

胃薬の成分は何から覚えたらよいですか？

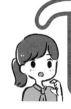

胃薬の構成成分を「成分グループ」の大枠で捉え、成分名の特徴を把握しましょう。頻出成分を覚えるだけでも正答率が爆上がりします。

くわしく解説

　胃薬には非常にたくさんの成分がありますが、まずは胃薬がどのような構成になっているのかを「成分グループ」で捉えましょう。

◎ 胃薬の成分グループは名前の特徴で見分ける

　胃薬の基本となる成分グループは、**制酸成分**、**健胃生薬**、**消化酵素**の3つです。これらの成分グループに属する成分の見抜き方は簡単で、制酸成分には**金属名**が入り、健胃生薬は**生薬名**であり、消化酵素は「**〜アーゼ**」、「**〜ザイム**」の語尾で終わります。

◎ 胃薬の主な成分グループ

成分グループ	成分例	作用
制酸成分	炭酸水素ナトリウム（重曹）、ケイ酸アルミニウム、合成ヒドロタルサイト※	中和反応によって胃酸の働きを弱める
健胃生薬	・苦味健胃成分：オウバク（黄柏）、オウレン（黄連）、センブリ（千振）など ・芳香性健胃成分：ケイヒ（桂皮）、チンピ（陳皮）など	味覚や嗅覚を刺激して、反射的な唾液や胃液の分泌を促す

消化酵素	ジアスターゼ、リパーゼ、セルラーゼ、プロザイムなど	炭水化物、脂質、タンパク質、繊維質等の分解に働く酵素を補う

※鉱物の一種で、アルミニウムやマグネシウムを含む

　いわゆる「総合胃腸薬」には、これら3つのグループの成分を基本として、さらに次に紹介する成分が一緒に配合されていることもあります。

◎ その他押さえるべき成分グループ

　すでに紹介した成分グループを押さえた後は、下表の**胃粘膜保護・修復成分**と**胃液分泌抑制成分**について学習しましょう。

成分グループ	成分例	作用
胃粘膜保護・修復成分	アルジオキサ、スクラルファート、銅クロロフィリンカリウム、テプレノンなど	胃粘液の分泌や胃粘膜の保護・修復を促す
胃液分泌抑制成分	ピレンゼピン塩酸塩、ロートエキス	アセチルコリンの働きを抑える

　これらの成分は名前の特徴がなく覚えにくいため、次に紹介する頻出の成分を先に学習しましょう。

◎ 胃薬で頻出の成分はこれだ

　次ページの表では、西洋薬・生薬・漢方薬の各分類の中で、出題頻度の高いものから順に掲載しています。

　なお、アルジオキサやスクラルファート、合成ヒドロタルサイトなどは**アルミニウム**を含む成分であり、第5章でも頻出の成分です。特に、**スクラルファート**は第5章で非常によく出題されます。

◎ 西洋薬

成分グループ	成分名	出題頻度
胃液分泌抑制成分	ピレンゼピン塩酸塩	B
胃粘膜保護・修復成分	アルジオキサ	C
制酸成分	炭酸水素ナトリウム（重曹）	C
胃粘膜保護・修復成分	スクラルファート	C
胃粘膜保護・修復成分	銅クロロフィリンカリウム／銅クロロフィリンナトリウム	C

◎ 生薬

成分グループ	成分名	出題頻度
苦味健胃薬	オウレン（黄連）	B
	センブリ（千振）	B
	ユウタン（熊胆）	C
	オウバク（黄柏）	C

◎ 漢方薬

成分グループ	成分名	出題頻度
胃の症状に用いられる漢方薬	安中散	B
	六君子湯	B
	人参湯	C

ワンポイント

胃薬は現役の登録販売者でも苦手な人が多い分野であり、第3章の山場の1つです。どうしても学習意欲が出ない場合は、実際の商品（総合胃腸薬がおすすめです）のパッケージや添付文書を確認してみてください。親近感が湧き、謎を解明してみようという気持ちになりますよ。

ピレンゼピン塩酸塩は抗コリン成分ですか？制酸成分との違いは何ですか？

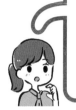

ピレンゼピン塩酸塩は胃液分泌抑制成分であり、かつ、抗コリン成分です。また、ピレンゼピン塩酸塩は胃液分泌を元からブロックし、制酸成分は胃酸を中和します。

くわしく解説

「制酸薬」は**胃酸過多**や**胸やけ**などの症状を緩和することを目的とする医薬品であり、**制酸成分**や**胃液分泌抑制成分**（ピレンゼピン塩酸塩など）などが用いられます。

◎ ピレンゼピン塩酸塩は「偽物の鍵」として働く

胃酸を出す蛇口を想像してみてください。この蛇口を閉めるのが、ピレンゼピン塩酸塩の作用です。つまり、胃酸を元から**ブロック**します。一方の制酸成分は、すでに出てしまった胃酸を**中和**、つまり胃酸を無害化する作用になります。

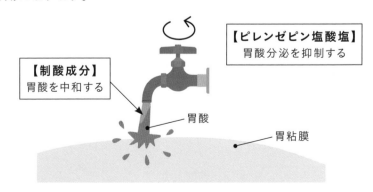

【ピレンゼピン塩酸塩】
胃酸分泌を抑制する

【制酸成分】
胃酸を中和する

胃酸

胃粘膜

胃酸を分泌するしくみの1つとして、胃酸を出す細胞には「プロトンポンプ」と呼ばれる機能があります。「プロトンポンプ」は**アセチルコリン**や**ヒスタミン**などの神経伝達物質の刺激で働きます。下図のように、アセチルコリンやヒスタミンが「鍵」となり、**受容体**と呼ばれる「鍵穴」にささると、プロトンポンプの働きで胃酸が分泌されるのです（Q38を参照）。

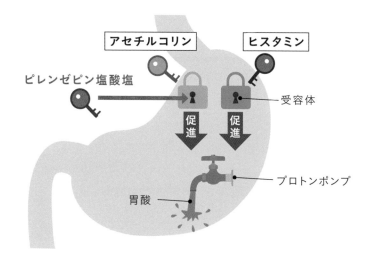

　ここで、ピレンゼピン塩酸塩は「偽物の鍵」として働きます。具体的には、**アセチルコリン**をブロックし、胃酸の分泌を**抑制**するのです。なお、**ヒスタミン**の働きを抑える成分が配合された医薬品が**H₂ブロッカー**（商品例：ガスター10）と呼ばれる製品群であり、強力な胃酸分泌抑制作用を持ちます。しかしH₂ブロッカーは第一類医薬品であり、出題は非常にまれです。

　さらに、手引きにおいてピレンゼピン塩酸塩は、「**消化管の運動にはほとんど影響を与えずに胃液の分泌を抑える作用を示すとされる**」とあります。これは、胃腸症状に用いられる一般的な抗コリン成分に、**胃腸の過剰な動き（痙攣）を鎮める作用**があるからです。このような抗コリン成分は**胃腸鎮痛鎮痙成分**と呼ばれ、**ブチルスコポラミン臭化物**がその代表です。一方、ピレンゼピン塩酸塩は同じ抗コリン成分でありながら、消化管運動抑制作用がほとんどありません。このことは頻出ですので、必ず押さえましょう。

50 Q

腸の薬で重要な成分は
どれですか？

ロペラミド塩酸塩とヒマシ油です。

くわしく解説

西洋薬の「腸の薬」には、大きく分けて「整腸薬」「止瀉薬（下痢止め）」「瀉下薬（下剤）」の３つがあります。たくさんの成分がありますが、出題頻度の高い成分は決まっています。

◎「腸の薬」で重要な成分

分類	成分名	出題頻度
整腸薬	トリメブチンマレイン酸塩	C
止瀉薬	ロペラミド塩酸塩	A
	次没食子酸ビスマス、次硝酸ビスマス	B
	タンニン酸アルブミン	C
	タンニン酸ベルベリン	C
	木クレオソート	C
瀉下薬	ヒマシ油	A
	ビサコジル	B
	マルツエキス	C
	ピコスルファートナトリウム	C
	酸化マグネシウム	C

生薬	ダイオウ（大黄）	C
漢方薬	桂枝加芍薬湯	C
	大黄甘草湯	C
	大黄牡丹皮湯	C
	麻子仁丸	C

　出題頻度Aの成分であるロペラミド塩酸塩とヒマシ油は、次のような問題が頻出となっていますので、確認しておいてください。

【問題】　次の記述の正誤を答えなさい。
①ロペラミド塩酸塩を含む一般用医薬品は、食べすぎ・飲みすぎによる下痢、寝冷えによる下痢の症状に用いられることを目的としている。
②ロペラミド塩酸塩は、中枢神経系を抑制する作用があり、副作用としてめまいや眠気が現れることがある。
③ヒマシ油は、大腸でリパーゼの働きによって生じる分解物が、大腸を刺激することで瀉下作用をもたらすと考えられている。
④ヒマシ油は、防虫剤や殺鼠剤を誤飲した際に、腸管内の物質をすみやかに体外へ排除する目的で用いられる。

【解答・解説】
① 正　なお、食あたりや水あたりによる下痢は適用対象でない。
② 正
③ 誤　「大腸」ではなく「小腸」である。
④ 誤　防虫剤や殺鼠剤を誤って飲み込んだ場合のような脂溶性の物質による中毒には使用を避ける必要がある（ナフタレンやリンなどがヒマシ油に溶け出して、中毒症状を増悪させるおそれがある）

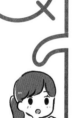

51

重要度C | 腸の薬

止瀉薬（下痢止め薬）によく出る「収斂作用」とは何ですか？

「収斂作用」とは、組織を引き締めて保護する作用のことをいいます。

くわしく解説

収斂成分は、腸粘膜のタンパク質と結合して不溶性の膜を形成し、**腸粘膜をひきしめる（収斂する）**ことで腸粘膜を保護することを目的として使われます。「収斂」の「斂」は「おさめる」という意味があり、「収斂」とは収縮することです。収斂作用を持つ物質の代表例は「タンニン」です。

◎ タンニンの渋みは痛みに近い

タンニンは、渋柿やワインなどに含まれるポリフェノールの一種です。口に含むと**強い渋み**を感じますが、これはタンニンの収斂作用により、**舌や口の粘膜を構成するタンパク質が変性**することで生じます。

このことから、「渋み」は「味覚」というよりは、タンパク質の変性によって生じる「痛覚（触覚の一種)」に近いといわれています。

◎ 皮のなめしが「タンニン」の由来

タンニンは、古くからなめしに用いられてきた成分で、英語の「tan(皮をなめす)」が由来の言葉です。

「なめし」とは、そのままでは傷んでしまう動物の皮を、素材として活用するために加工することをいいます。皮をタンニンに漬け込むことで**タンパク質を変化させ**、引き締めて丈夫な革を作ることができるのです。収

斂成分も、傷んだ腸粘膜に対して同様の作用を起こすことをイメージするとわかりやすいです。

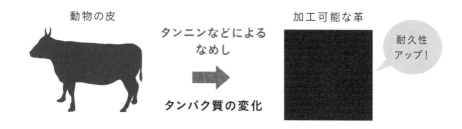

動物の皮 タンニンなどによるなめし タンパク質の変化 加工可能な革 耐久性アップ!

◎ 収斂成分の種類

収斂成分には、「ビスマス」と「タンニン酸を含む成分」の2つがあります。まず、**ビスマス**は金属の一種です。

一方、**タンニン酸アルブミン**や苦味健胃薬の**オウレン**、**オウバク**、そして**ゴバイシ**は、いずれもタンニン酸を含みます。

◎収斂成分

分類	成分名	出題頻度
西洋薬	ビスマス（次没食子酸ビスマス、次硝酸ビスマス）	C
	タンニン酸アルブミン	C
生薬	オウレン（黄連）	B
	オウバク（黄柏）	C
	ゴバイシ（五倍子）	―

◎ アルブミンは牛乳アレルギーの人への使用を避ける

タンニン酸アルブミンは、タンニン酸とアルブミンの化合物です。アルブミンは牛乳に含まれる**タンパク質（カゼイン）から精製される**ため、牛乳に**アレルギーがある人では使用を避ける**必要があります。この場合に問題となるのは「タンニン酸」ではないので注意しましょう。

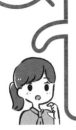

52

重要度A ｜ 腸の薬

瀉下薬（便秘薬）の作用がどれも似たように感じられます。よい覚え方はありますか？

瀉下薬で判別が難しいものは、「無機塩類」「膨潤性瀉下成分」「浸潤性瀉下成分」の3つです。試験対策としては「作用」のキーワードを覚えてください。これらの作用機序も解説します。

くわしく解説

　試験で出題される瀉下（しゃげ）成分は次表の通りですが、特に③〜⑤の違いがわかりにくいため、次の項から詳細に解説します。なお、学習上は「作用」の列にある赤字部分のキーワードを覚えましょう。

◎試験で問われる瀉下成分

	成分グループ	成分名	作用
①	小腸刺激性瀉下成分	ヒマシ油	小腸を刺激する
②	大腸刺激性瀉下成分	センノシド、ビサコジル、ピコスルファートナトリウム、センナ、ダイオウ(大黄)、アロエ、ジュウヤク(十薬)、ケンゴシ(牽牛子)	大腸を刺激する
③	無機塩類	酸化マグネシウム、水酸化マグネシウム、硫酸マグネシウム、硫酸ナトリウム	腸内容物の浸透圧を高めることで、糞便中の水分量を増す
④	膨潤性瀉下成分	カルメロースナトリウム、カルメロースカルシウム、プランタゴ・オバタ	腸管内で水分を吸収して腸内容物に浸透し、糞便のかさを増やすと共に糞便を柔らかくする

⑤	浸潤性 瀉下成分	ジオクチルソジウムスルホサク シネート（DSS）	腸内容物に水分が浸透し やすくする
⑥	乳幼児用 瀉下成分	マルツエキス	麦芽糖が腸内細菌によっ て分解（発酵）して生じるガ スによって便通を促す

◎ 瀉下成分の作用点

　瀉下成分のターゲットは、「中身の入った容器（小腸・大腸）」か「中身（便）」のどちらかです。瀉下成分の①②は容器に刺激を与える方法、③〜⑤は中身を軟らかくする方法です。⑥は麦芽糖の緩やかな発酵作用で腸の運動を活発にさせる成分であり、乳幼児に用いられます。

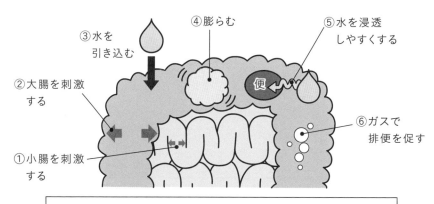

③水を
引き込む　④膨らむ　⑤水を浸透
しやすくする

②大腸を刺激
する

①小腸を刺激
する

⑥ガスで
排便を促す

①小腸刺激性瀉下成分　②大腸刺激性瀉下成分　③無機塩類
④膨潤性瀉下成分　⑤浸潤性瀉下成分　⑥乳幼児用瀉下成分

◎ 「無機塩類」の作用

　マグネシウムはもともと体内に存在している物質ですが、例えば**酸化マグネシウム**を服用すると、腸内のマグネシウム濃度が高くなります。

　腸の内側と外側で濃度の差ができると**浸透圧**という力が働き、**腸内に水分が移動**します。

　この働きにより腸内の水分が増え、便が軟らかくなるのです。

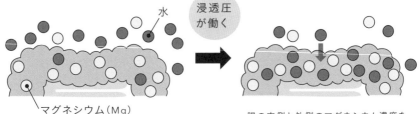

| 薬が作用する前の大腸 | 薬が作用した後の大腸 |

浸透圧
が働く

水

マグネシウム（Mg）
薬の服用により腸内のマグネシウム濃度が
高くなる

腸の内側と外側のマグネシウム濃度を
等しくしようと水が腸内に移動する

◎「膨潤性瀉下成分」の作用

　カルメロースナトリウムなどの膨潤性瀉下成分は、薬自体が水分を吸収することで膨らみ、便を**かさ増し**します。試験には出ませんが、「寒天」もこのグループであり、医薬品として使われることがあります。また、プランタゴ・オバタも食物繊維を多く含み、水を含むとプルプルになります。

> **こう覚える**
>
> 「カルメロース」と「プランタゴ・オバタ」の名前から、「カルメ焼きを作るおばあちゃん」を想像し、「カルメ焼きが膨らんでかさ増しする」と覚えましょう。

◎「浸潤性瀉下成分」の作用

　ジオクチルソジウムスルホサクシネート（DSS）は、いわゆる界面活性剤であり、便の表面張力を低下させることで便に**水分を浸透**させて軟らかくします。なお、DSSは医療用では耳垢除去剤としても用いられます。

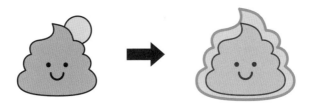

「DSS」の音の響きから「ドスドス水が浸透する」と覚えましょう。

◎ 瀉下成分の出題ポイント

ヒマシ油は便秘薬の中でズバ抜けて頻出です。重点的に学習しましょう。また、大腸刺激成分の**ビサコジル**、**ピコスルファートナトリウム**、**ダイオウ（大黄）**、そして、**マルツエキス**や**酸化マグネシウム**も出題頻度は高めになっています。

なお、便秘薬では次のような問題がよく出題されますので、確認しておきましょう。

【問題】 次の記述の正誤を答えなさい。

①ビサコジルは、大腸のうち特に結腸や直腸の粘膜を刺激して排便を促すと考えられている。

②マルツエキスは、急激で強い瀉下作用（峻下作用）を示すため、妊婦や乳幼児への使用は避けることとされている。

【解答・解説】

① 正

② 誤　マルツエキスは、比較的作用が穏やかなため、主に乳幼児の便秘に用いられる。なお、この記述は「**ヒマシ油**」に関する説明であり、**妊婦や3歳未満の乳幼児への使用が禁止**されている。

重要度C　｜　その他の消化器官用薬

駆虫薬のピペラジンリン酸塩は「アセチルコリン伝達を妨げて、回虫および蟯虫の運動筋を麻痺させる作用」を示しますが、麻痺が起こるのはなぜですか？

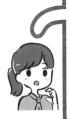

> ピペラジンリン酸塩による駆虫作用は、アセチルコリンの持つ「筋収縮作用」を遮断することで発揮されるからです。

くわしく解説

　質問では、「アセチルコリン伝達を妨げて」という言葉から、副交感神経系の働きが抑えられて交感神経系が優位になる（体が闘争状態になる）イメージが浮かび、「麻痺」の作用と結びつかないようです。

　しかし、回虫・蟯虫への駆虫作用は、**副交感神経系に対する作用ではないこと**に留意しましょう。手引きへの記載はありませんが、実はアセチルコリンには、**筋肉を収縮する作用**があります。つまり、ピペラジンリン酸塩は、回虫・蟯虫のアセチルコリンの作用を**遮断する（妨げる）**ことで、**運動筋を麻痺**させます。「遮断か増強かで混乱する」という声が聞こえそうですが、実際、両タイプの薬が存在します。

　下図でいえば、ピペラジンリン酸塩は左側の「遮断作用」を持ち、医療用医薬品や動物用医薬品では右側の「増強作用」を持つものがあります。

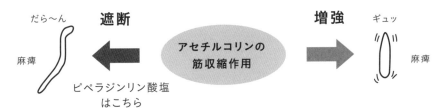

だら～ん　　**遮断**　　　　　　　　　　　　　**増強**　　ギュッ

麻痺　　　　　　　　　　　アセチルコリンの筋収縮作用　　　　　　　麻痺

ピペラジンリン酸塩
はこちら

重要度A ｜ 内服アレルギー用薬

抗アレルギー成分と抗ヒスタミン成分の違いは何ですか？

痒みの原因となるヒスタミンの「発生そのものを抑える」ものが
抗アレルギー成分、すでに発生してしまったヒスタミンの
「活動を抑える」ものが抗ヒスタミン成分です。

くわしく解説

　抗アレルギー成分と抗ヒスタミン成分は、**何を標的にするのかで異な**
ります。例えば、害虫駆除をするときには、虫の発生そのものを抑える
「卵の駆除」とすでに発生してしまった「虫の駆除」の２つの方法があり
ますね。いうなれば、抗アレルギー成分は前者、抗ヒスタミン成分は後者
です。このように書くと、抗アレルギー成分の方が効率的に効きそうです
が、一般的に抗アレルギー成分は効果が出るまでに時間を要します。なお、
抗アレルギー成分はその作用機序の違いから、通常、**抗ヒスタミン成分**
と組み合わせて配合されます。

抗アレルギー成分の標的のイメージ	抗ヒスタミン成分の標的のイメージ

標的 ➡ 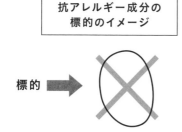　　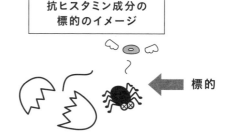 ⬅ 標的

試験で出題される「作用」は下表の通りです。文章ではわかりにくいので、「アレルギー発生の機序」の図で確認して学習しましょう。

◎抗アレルギー成分と抗ヒスタミン成分の作用

成分グループ	成分例	作用
抗アレルギー成分	クロモグリク酸ナトリウム	肥満細胞からのヒスタミンの遊離を抑える作用
抗ヒスタミン成分	ジフェンヒドラミン塩酸塩、クロルフェニラミンマレイン酸塩	肥満細胞から遊離したヒスタミンが受容体と反応するのを妨げる作用

◎アレルギー発生の機序

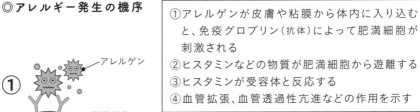

①アレルゲンが皮膚や粘膜から体内に入り込むと、免疫グロブリン（抗体）によって肥満細胞が刺激される
②ヒスタミンなどの物質が肥満細胞から遊離する
③ヒスタミンが受容体と反応する
④血管拡張、血管透過性亢進などの作用を示す

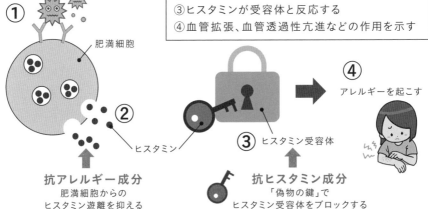

◎ アレルギーによる血管拡張や血管透過性亢進の覚え方

　アレルギー性のじんましんの症状をイメージするとわかりやすいです。じんましんになると赤く膨らんだ皮疹ができます。これは、皮膚の中の毛細血管が拡張することで赤く見え、同時に血管の透過性が高まることで、血液中の水分が外に漏れ出して膨らむためです。

| 重要度A | 眼科用薬（点眼薬） |

点眼薬に含まれる「ネオスチグミンメチル硫酸塩」の作用機序はどのように覚えればよいですか？

ネオスチグミンメチル硫酸塩は、目の調節機能を改善する成分です。文章では作用機序がわかりにくいので、図で頭に入れましょう。

◀ くわしく解説 ▶

ネオスチグミンメチル硫酸塩の作用は、下表の通りです。この作用は試験で出題されることが非常に多いため、丸ごと覚える必要があります。特に何の作用を抑え、何の働きを助けるのかを確実に答えられるようにしてください。

◎ネオスチグミンメチル硫酸塩の作用

成分名	作用	出題頻度
ネオスチグミンメチル硫酸塩	コリンエステラーゼの働きを抑える作用を示し、毛様体におけるアセチルコリンの働きを助けることで、目の調節機能を改善する	B

◎ ネオスチグミンメチル硫酸塩はアセチルコリンを増やす

アセチルコリンは**コリンエステラーゼ**という酵素により、コリンと酢酸に分解されてしまいます。ネオスチグミンメチル硫酸塩は、コリンエステラーゼの働きを抑えることで、**アセチルコリンを増やします**。すると**副交感神経系が活性化**され、毛様体筋の機能を高めることができるのです。

◎ネオスチグミンメチル硫酸塩の作用機序

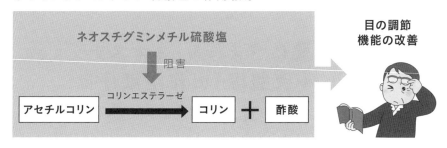

◎ 毛様体筋にはピント調節機能がある

　水晶体は、下図の通り、近くの物を見るときには**丸く厚みが増し**、遠くの物を見るときには扁平になります。この動きを担当しているのが**毛様体筋**です。したがって、毛様体筋が疲労すると、ピント調節がうまくいかず、視界がぼやけます。ネオスチグミンメチル硫酸塩は、毛様体筋の収縮をサポートして、ピント調節機能を改善する成分です。

◎対象の遠近による水晶体の変化

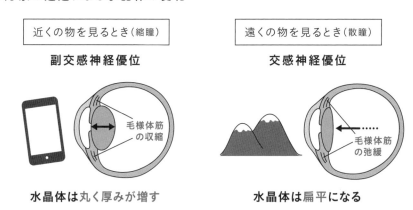

◎ 殺虫成分はコリンエステラーゼを阻害する

　コリンエステラーゼを阻害して効果を発揮する成分グループが、もう1つあります。それは**殺虫成分**です。

有機リン系殺虫成分やカーバメイト系殺虫成分などは、コリンエステラーゼと結合してその働きを**阻害**します。

　アセチルコリンは、昆虫の中枢神経系における神経伝達物質であることが知られています。

　そのためこれらの殺虫成分を使用すると、昆虫はアセチルコリンの増加により神経制御ができず、痙攣や麻痺を起こして死んでしまいます。

◎ 殺虫成分の作用機序

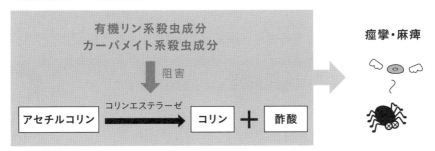

56

重要度A ｜ 皮膚に用いる薬（外皮用薬）

外皮用薬について、優先して覚える成分はどれですか？

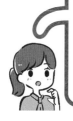

殺菌消毒成分は多くの成分が頻出です。最優先で取り組んでください。局所麻酔成分のリドカインやステロイド性抗炎症成分、非ステロイド性抗炎症成分もよく出題されます。

くわしく解説

外皮用薬は、第3章で出題される西洋薬の最後の山場ともいえる分野ですが、大きく分けて次の6項目に分類されます。

①傷口などの殺菌消毒成分
②痒み、腫れ、痛み等を抑える配合成分
③肌の角質化、かさつき等を改善する配合成分
④抗菌作用を有する配合成分
⑤抗真菌作用を有する配合成分
⑥頭皮・毛根に作用する配合成分

外皮用薬の頻出成分に関する次ページの表を見てください。項目①の「傷口などの殺菌消毒成分」は頻出成分が最も多いため、まずはここから学習しましょう。次に項目②のうち、局所麻酔成分、ステロイド性抗炎症成分、非ステロイド性抗炎症成分の順に学習していきましょう。

◎ 殺菌消毒成分の出題ポイント

Q57でくわしく解説します。

◎外皮用薬の頻出成分

項目	成分グループ	成分名	出題頻度
①	殺菌消毒成分	ヨウ素系殺菌消毒成分（ポビドンヨード、ヨウ化カリウム、ヨウ素、ヨードチンキ）	A
		エタノール	A
		セチルピリジニウム塩化物	A
		クロルヘキシジングルコン酸塩	B
		ベンザルコニウム塩化物	B
		アクリノール	B
		オキシドール（過酸化水素水）	B
		デカリニウム塩化物	C
②	局所麻酔成分	リドカイン、リドカイン塩酸塩	A
	ステロイド性抗炎症成分	デキサメタゾン	B
	非ステロイド性抗炎症成分（鎮痛消炎用）	ケトプロフェン	B
		インドメタシン	C
	非ステロイド性抗炎症成分（皮膚炎用）	ウフェナマート	C
	冷感刺激成分	カンフル	C
	温感刺激・鎮痒成分	クロタミトン	C
	収斂・皮膚保護・止血成分	酸化亜鉛	C
②③	血行促進・保湿成分	ヘパリン類似物質	C
④	抗菌成分	サルファ剤（スルファジアジン、ホモスルファミン、スルフイソキサゾール）	C
		バシトラシン	C
⑤	抗真菌成分	イミダゾール系抗真菌成分（オキシコナゾール硝酸塩など）	C
⑥	毛髪用薬	該当する頻出成分なし	－

◎ 局所麻酔成分の出題ポイント

リドカインの出題ポイントとして、次を押さえておきましょう。

- **局所麻酔成分**であること
- 皮膚や粘膜などの**過敏性、痛みや痒み**を抑える作用
- 重篤な副作用として**ショック**（アナフィラキシー）があること

> **こう覚える**
>
> 語尾「〜カイン」は、局所麻酔成分の特徴です。

◎ ステロイド性抗炎症成分の出題ポイント

ステロイド性抗炎症成分の出題ポイントとして、次を押さえておきましょう。
- 末梢組織の免疫機能を**低下**させる作用
- **広範囲**または**慢性**の皮膚症状への使用の禁止
- **長期連用**の禁止

こう覚える

語尾「〜ゾン」「〜ゾロン」は、ステロイド性抗炎症成分の特徴です。

◎ 非ステロイド性抗炎症成分（鎮痛消炎用）の出題ポイント

非ステロイド性抗炎症成分（鎮痛消炎用）の出題ポイントとして、次を押さえておきましょう。
- ケトプロフェンの**光線過敏症**（紫外線を浴びることで皮膚症状を起こす副作用）に関する注意
- ケトプロフェンの**接触皮膚炎**（皮膚に何らかの物質が触れて炎症を起こす副作用）に関する注意
- インドメタシンは**非ステロイド性抗炎症成分**であること
- インドメタシン主薬製剤では、**11歳未満**の小児向けの製品はないこと

間違い探し

Q 次の文章の間違いを探してみましょう。
「ステロイド性抗炎症成分は、末梢組織の免疫機能を増強させる作用を示し、細菌、真菌、ウイルス等による皮膚感染時に使用される。」

A 免疫機能を「増強させる作用」ではなく「**低下させる作用**」が正しいです。
細菌、真菌、ウイルス等による皮膚感染の**副作用**が現れることがあります。

57

重要度A ｜ 皮膚に用いる薬（外皮用薬）

殺菌消毒成分の効率的な覚え方はありますか？

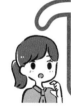

殺菌消毒成分の名前は「〜オール」や「〜ニウム」で終わるものがほとんどです。殺菌消毒成分の「有効範囲」を覚えるコツも把握しましょう。

くわしく解説

殺菌消毒成分は、**超頻出の項目**です。繰り返し問題を解けば傾向がすぐに把握できますので、めげずに取り組みましょう。

◎ 殺菌消毒成分は「〜オール」「〜ニウム」の語尾が多い

殺菌消毒成分は**「〜オール」「〜ニウム」の語尾**を持つことが多く、これに当てはまるものとして、エタノール、アクリノール、オキシドール、セチルピリジニウム塩化物、ベンザルコニウム塩化物などがあります。

◎ 殺菌消毒成分の特徴で問われるポイント

よく問われる殺菌消毒成分の特徴は以下の通りです。

・ポビドンヨードは、ヨウ素を**ポリビニルピロリドン（PVP）**と呼ばれる担体に結合させて水溶性とし、徐々にヨウ素が遊離して殺菌作用を示すように工夫されたものである
・ヨードチンキは、ヨウ素およびヨウ化カリウムを**エタノール**に溶解させたものである

・エタノールは、**脱脂**による肌荒れを起こしやすい

・オキシドールは、作用の持続性は**乏しく**、組織への浸透性も**低い**

　また、殺菌消毒成分は成分ごとに病原微生物への有効範囲が異なります。まずは幅広く作用する**ヨウ素系殺菌消毒成分**と**エタノール**を把握し、次に、一般細菌類の一部に作用する**アクリノール**と**オキシドール**を押さえましょう。

◎ 殺菌消毒成分の有効範囲

○:効果あり　×:効果なし　ー:手引きに記載なし

成分名	一般細菌	結核菌	真菌	ウイルス	
ヨウ素系殺菌消毒成分(ポビドンヨード、ヨードチンキ)	○	○	○	○	有効範囲が広い
エタノール	○	○	○	○	
ベンザルコニウム塩化物、ベンゼトニウム塩化物、セチルピリジニウム塩化物	○(一部)	×	○(一部)	×	有効範囲は中程度
クロルヘキシジングルコン酸塩、クロルヘキシジン塩酸塩	○	×	○	×	
アクリノール	○(一部)	×	×	×	有効範囲は限定的
オキシドール(過酸化水素)	○(一部)	ー	ー	ー	

ゴロ合わせ

【有効範囲の覚え方】

① 酒が　　　　　　一番効くようだ
　エタノール　　　　　　　ヨウ素系殺菌消毒成分

② あくまで　　　おまじない程度
　アクリノール　　オキシドール

58

重要度A ┃ 滋養強壮保健薬

ビタミンを覚えるコツはありますか?

それぞれのビタミンが体のどこで使われるのかを大まかにイメージできるようにしてから、細かい情報を肉づけしていきましょう。ここではエピソード記憶で覚える方法を紹介します。

くわしく解説

◎ ビタミンのトリビアで楽しく覚える

ビタミンにはたくさんの種類がありますが、いずれも頻出成分となっています。まずは、各種ビタミンが私たちの体のどこで作用するのかをざ

◎ ビタミンの効能効果

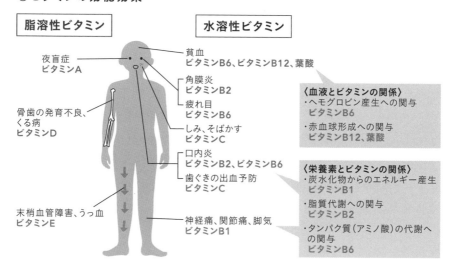

脂溶性ビタミン　　水溶性ビタミン

夜盲症
ビタミンA

貧血
ビタミンB6、ビタミンB12、葉酸

角膜炎
ビタミンB2

疲れ目
ビタミンB6

しみ、そばかす
ビタミンC

骨歯の発育不良、
くる病
ビタミンD

口内炎
ビタミンB2、ビタミンB6

歯ぐきの出血予防
ビタミンC

末梢血管障害、うっ血
ビタミンE

神経痛、関節痛、脚気
ビタミンB1

〈血液とビタミンの関係〉
・ヘモグロビン産生への関与
　ビタミンB6

・赤血球形成への関与
　ビタミンB12、葉酸

〈栄養素とビタミンの関係〉
・炭水化物からのエネルギー産生
　ビタミンB1

・脂質代謝への関与
　ビタミンB2

・タンパク質(アミノ酸)の代謝への関与
　ビタミンB6

っくりと把握するようにしましょう。なお、前ページ「ビタミンの効能効果」の図は、滋養強壮保健薬以外の薬効分類（貧血用薬や点眼薬など）における効能効果も含まれています。

　主要なビタミンは、エピソード記憶で覚えてしまいましょう。

◎ ビタミンＡは網膜の機能維持に欠かせない

　第一次世界大戦ごろのヨーロッパでは、戦争の影響で各地のバター生産量が落ちていました。このとき、バターの生産地であるデンマークでは、高値で売れるバターを過剰にヨーロッパに輸出していた影響で、国内でバター不足となりました。すると、まもなく国民の間で**夜盲症**が増えたのです。

　このことがきっかけで、ビタミンＡが**網膜の機能維持**に必要な物質であることが発見されました。なお、ビタミンＡの別名は**レチノール**ですが、これはラテン語で「網膜」を意味する「retina」が語源となっています。また、**妊娠前後の過剰摂取**により新生児の**先天異常**の割合が上昇したとの報告があり、試験でも頻出事項です。必ず押さえましょう。

```
ゴロ合わせ

戦争で荒      れ地になり     夜がこわい
ビタミンA     レチノール      夜盲症
```

◎ ビタミンＤは骨の形成に必要

　昔、コインロッカーに捨てられた赤ん坊「コインロッカー・ベビー」が社会問題化したことがあり、漫画「ブラック・ジャック」にもこれを題材にした作品があります。コインロッカー・ベビーを少女が見つけ、ブラック・ジャックによって**くる病**と診断されるという話でした。

　くる病は、**骨の形成に不可欠なビタミンＤの不足**により、骨の変形を引き起こす病気です。ビタミンＤは食事から摂るか、日光浴をすることにより合成する必要があります。作中では、栄養失調で日光を全く浴びていないため、赤ん坊がくる病を発症していたというわけです。

外に出	かけて	くる病予防
ビタミンD	カルシフェロール	くる病

◎ ビタミンB1は糖をエネルギーに変える

　江戸時代、玄米を主食としていた江戸の人々にも白米食が広がりました。ところがそのころから、「足元がおぼつかない」「体がだるい」などの症状を呈する奇病が流行り始め、「江戸わずらい」と呼ばれるようになりました。後に、これは**ビタミンB1不足**が原因の**脚気**（かっけ）という病気であることがわかりました。玄米にはビタミンB1が豊富に含まれているため、食生活の変化により脚気を発症する人が増えてしまったのです。ビタミンB1には**糖をエネルギーに変える作用**があるため、これが不足すると**末梢神経障害**や全身倦怠感といった脚気の症状を引き起こすことがあります。

活気ある江戸では、お茶		碗いっぱいの白米に注意
脚気	チアミン　ビタミンB1	炭水化物（糖）

◎ ビタミンCはコラーゲン合成に必要

　漫画「ONE PIECE」には、リアルな病気が登場することがありますが、壊血病もその1つです。壊血病は、**ビタミンCの不足**により**コラーゲン**がうまく合成されず、毛細血管がもろくなり、体が**出血傾向**（歯ぐきからの出血など）になる病気です。大航海時代には新鮮な果物や野菜を摂ることが難しく、壊血病が蔓延しました。なお、「ONE PIECE」作中では、壊血病になった仲間にライムを与えることでこの問題を解決しました。

壊血病は	明日	仕入れるライムで解決だ
	アスコルビン酸	ビタミンC

◎ 滋養強壮保健薬におけるビタミンの効能効果

　滋養強壮保健薬におけるビタミンの働きと効能効果を下表にまとめました。なお、滋養強壮保健薬以外の薬効分類の効能効果については、カッコ内に薬効分類を記載しています。

◎ビタミン主薬製剤（滋養強壮保健薬）の効能効果一覧

	ビタミン	別名	働き	主な効能効果
脂溶性	ビタミンA	レチノール	夜間視力の維持、皮膚や粘膜の健康維持	夜盲症
	ビタミンD	カルシフェロール	腸管でのカルシウム吸収の促進による骨形成	骨歯の発育不良、くる病
	ビタミンE	トコフェロール	抗酸化作用、血流改善	肩・首すじのこり、手足の痺れ、冷え
水溶性	ビタミンB1	チアミン	炭水化物からのエネルギー産生、神経の健康維持、腸管運動促進	神経痛、筋肉痛、関節痛、脚気
	ビタミンB2	リボフラビン	脂質代謝への関与、皮膚や粘膜の健康維持	口内炎、角膜炎（点眼薬）
	ビタミンB6	ピリドキシン	タンパク質代謝への関与、皮膚や粘膜の健康維持、神経機能の維持	口内炎、貧血（貧血用薬）、疲れ目（点眼薬）
	ビタミンB12	コバラミン	赤血球の形成、神経機能の健康維持	神経痛、貧血（貧血用薬）
	葉酸	－	赤血球の形成、胎児の正常な発育	貧血（貧血用薬）
	ビタミンC	アスコルビン酸	抗酸化作用、皮膚や粘膜の健康維持、メラニン産生抑制	しみ、そばかす、歯ぐきからの出血

59

重要度C | 公衆衛生用薬

殺虫剤・忌避剤の項目は
捨ててもよいですか?

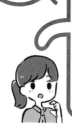

覚えることが多い割には、多くの場合、40問中1問の出題です。優先して取り組むべき項目がほかに残っている場合は、捨てる判断も賢明です。

くわしく解説

　殺虫剤・忌避剤の学習に取り組むかどうかは、過去問で安定して**100点以上取れるか**が目安です。そうでない場合は、ほかの項目の学習を優先しましょう。大きく分けて、次の3種類の出題傾向があります。

①衛生害虫の種類や防除方法に関する問題

例題1　次の記述の正誤を答えなさい。

　ノミは元来、ペスト等の病原細菌を媒介する衛生害虫である。　　　（正）

②成分とその分類を結びつける問題

例題2　殺虫剤の配合成分とその分類の組合せの正誤を答えなさい。

　プロポクスル　――　カーバメイト系殺虫成分　　　　　　　　　（正）

③成分の作用機序に関する問題

例題3　次の記述の正誤を答えなさい。

　ペルメトリンは、除虫菊の成分から開発された成分で、比較的速やかに自然分解して残効性が低い。　　　　　　　　　　　　　　　　　（正）

　なお、頻出成分は、プロポクスル（カーバメイト系殺虫成分）、フェノトリンとペルメトリン（ピレスロイド系殺虫成分）、オルトジクロロベンゼン（有機塩素系殺虫成分）、ディート（忌避成分）です。成分数が非常に多いので、これらを優先的に覚えましょう。

重要度C ｜ 公衆衛生用薬

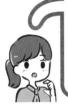

殺虫剤の作用機序に出てくる 「可逆的に結合」「不可逆的に結合」 とは何ですか？

可逆的に結合は「ゆるく結合」、不可逆的に結合は「がっちり結合」のイメージです。

くわしく解説

「結合の仕方」が問われる殺虫成分は、下表の通りです。作用機序はQ53で触れた通り、**アセチルコリンエステラーゼ**の働きを**阻害**することで昆虫の中枢神経系を興奮状態にし、痙攣や麻痺を生じさせます。

◎「結合の仕方」が問われる殺虫成分

成分グループ	成分例	作用
カーバメイト系	プロポクスル	アセチルコリンエステラーゼと可逆的に結合してその働きを阻害する
オキサジアゾール系	メトキサジアゾン	
有機リン系	ジクロルボス、フェニトロチオン	アセチルコリンエステラーゼと不可逆的に結合してその働きを阻害する

「可逆的」は「逆に戻れること」、「不可逆的」は「逆に戻れないこと」を意味します。殺虫剤の作用機序で「不可逆的」と言えば「有機リン系」がすぐ出てくるようにしましょう。なお、有毒ガスで知られる「サリン」は、**有機リン系殺虫剤**の開発過程で見つかった成分であり、アセチルコリンエステラーゼと**不可逆的**に結合します。ただし、作用が強すぎて化学兵器の用途しかありません。

61

生薬・漢方薬は
捨ててもよいですか？

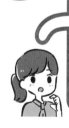

ブロックによっては生薬・漢方薬が大量に出題される場合もあり、すべて捨てるのは得策ではありません。試験で超頻出の項目だけでも押さえておきましょう。

くわしく解説

　下表は、近年生薬・漢方薬に関して特徴ある出題傾向があったブロックです。西洋薬並みに出題される場合もあり、頻出成分の学習は、最低限必要です。

◎**近年の生薬・漢方薬の出題傾向**

ブロック	特徴
北海道・東北	令和4年度は生薬に関する問題が特に多く、「生薬を含む問題」が12問、「漢方薬を含む問題」が4問出題された。これは第3章の4割の問題数に相当する
南関東	「生薬・漢方薬の成分を含む問題」が、令和5年度は16問（第3章の4割）、令和元年度は19問（第3章の約半数）出題された
関西広域連合・福井県	令和4年度は漢方薬に関する問題が比較的多く、出題頻度の低いもの（麻杏薏甘湯、柴胡桂枝乾姜湯など）も出題された。また、令和2年度は例年の出題傾向と異なる、「接客事例を読んで推奨すべき漢方薬を選ぶ問題」が複数出題され、とまどう受験生が多かった
中国・四国	令和4年度は、漢方薬の構成生薬としてカンゾウ・マオウが含まれるかどうかを問う問題が多かった

重要度B | 生薬

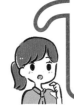

生薬を覚えるときのコツは
ありますか?

生薬は、漢字から基原や作用部位などをイメージすること
ができます。

くわしく解説

　生薬の勉強にとまどう受験生はとても多いですが、私は**漢字を使って
覚える**ことを推奨しています。

　実際の試験では、生薬はカタカナで出題されます。しかし、漢字はとて
も便利な文字であり、1文字の中にさまざまな意味が込められています。
それを使ってエピソード記憶を定着させましょう。

　漢字を一字ずつ正確に覚える必要はなく、何となく形を思い浮かべる
ことができれば問題ありません。あくまで生薬の作用などを思い出すとき
の「ヒント」として活用しましょう。

◎漢字からのイメージが有用な生薬の例

成分名	概要
ゴオウ／牛黄	漢字から**ウシ科ウシの胆嚢中に生じた結石**であることがわかる
リュウノウ／竜脳	「竜の脳」という名前から**中枢神経系の刺激作用**があることが覚えられる
コウカ／紅花	漢字から**キク科ベニバナの管状花**が基原であることがわかり、「紅」が示す通り、**血行促進作用**がある

重要度A	生薬

優先して覚えるべき生薬はどれですか?

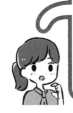

「強心薬」「ヒマシ油」「苦味健胃薬」が最優先です。また、カンゾウ・マオウ・ダイオウは注意事項が多いため、「漢方薬の構成生薬」に関する問題で頻出となっています。まずはその作用と注意事項を押さえましょう。

> くわしく解説

　下表には、出題頻度が高く優先して覚えるべき生薬を掲載しています。まずはこちらの生薬から学習してみましょう。

◎出題頻度の高い生薬

分類	成分名	出題頻度	学習のアドバイス
強心薬	センソ/蟾酥	A	強心薬と小児鎮静薬で出題される生薬は重複しているため、どのブロックでも「強心薬」もしくは「小児鎮静薬」として、1〜2問は出題される。必ず押さえよう!
	ゴオウ/牛黄	A	
	ジャコウ/麝香	B	
	ロクジョウ/鹿茸	B	
	リュウノウ/竜脳	B	
鎮咳去痰薬	カンゾウ/甘草	A	漢方薬の構成生薬に関する問題で頻出。まずは各生薬の作用と注意事項を押さえよう
	マオウ/麻黄	B	
胃の薬	オウレン/黄連	B	苦味健胃薬か芳香性健胃薬かを答える問題や、オブラートの使用に関する問題が頻出。この3つはすべて苦味健胃薬と覚えよう
	センブリ/千振	B	
	ユウタン/熊胆	C	

腸の薬	ヒマシ油	A	小腸刺激性瀉下成分であることや、防虫剤などを誤って飲み込んだ場合の使用について必ず押さえよう
	ダイオウ/大黄	C	漢方薬の構成生薬に関する問題で頻出。まずは作用と注意事項を押さえよう
泌尿器用薬	ブクリョウ/茯苓	B	「作用」がよく問われるため、利尿・健胃・鎮静作用を持つことを覚えよう
その他の生薬	カッコン/葛根	C	「作用」がよく問われるため、解熱・鎮痙作用を持つことを覚えよう
	ブシ/附子	C	心筋の収縮力を高める作用や減毒加工について押さえよう

◎ 記憶に残る覚え方をしよう

　例えば「ジャコウ」という生薬は「麝香」、つまり「鹿を射る香り」と書きますが、その名の通り、**メスを射止めるための香り**であるといわれています。麝香の2文字だけで、**雄鹿が基原**であり、**香りで意識をはっきりさせたり、鎮静させたりする生薬**であることがわかりますね。

　記憶に残る覚え方を掲載した書籍〔村松早織著『医薬品暗記帳 医薬品登録販売者試験絶対合格！「試験問題作成に関する手引き 第3章」徹底攻略』（金芳堂）〕もありますので、気になる方はぜひ参考にしてください。

> **ワンポイント**
>
> 生薬は非常に多くの種類があり、学習が大変な分野です。ここで紹介した頻出成分を除くと、出題頻度には明確な差はありません。つまり、頻出成分以外の生薬は、まんべんなく出題されることから、過去問で出てきたものから覚えていく方法が最も効率的です。

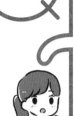

64

重要度C | 生薬

マオウには利尿作用がありますが、排尿困難の副作用と矛盾していませんか？

「利尿」と「排尿困難」は別の臓器で起こる作用であり、これらは同時に生じることがあります。

くわしく解説

マオウには、エフェドリンやプソイドエフェドリンなどの複数のアドレナリン作動成分が含まれ、**排尿困難**の副作用があります。しかし、手引きには「**利尿**等の作用も期待される」と記載があるため、「利尿作用」と「排尿困難」という一見矛盾するような作用を同時に持つのはなぜかという疑問が生じる人もいるようです。

まずは、これらの作用がどこで起こるのかを把握しましょう。

◎ 利尿作用と排尿困難の副作用は別の臓器で起こる

利尿作用とは、**腎臓**で作られる尿を増やす作用であり、排尿困難の副作用とは、**膀胱**にある排尿筋がゆるんで尿が出にくくなることで起こる作用です。つまりこれらは別々の臓器で起こる作用なので、同時に生じることがあるのです。尿がたくさん作られるのに、排出しにくい状況をイメージしてみてください。

なお、マオウに含まれるアドレナリン作動成分は、腎臓の血管を拡張（鼻の血管へは収縮作用、腎臓の血管へは拡張作用があるとされる）することで利尿作用を引き起こすと考えられています。このことは、試験では問われないため、覚える必要はありません。

65

優先して覚えるべき漢方薬はどれですか？ また、効率的に覚える方法はありますか？

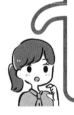

「かぜの症状に用いられる漢方薬」と「その他の症状（肥満など）に用いられる漢方薬」を最優先にしましょう。また、学習するときは「効能効果のキーワード」を覚えるところからスタートしましょう。

くわしく解説

漢方薬の頻出成分は下表の通りです。頻出成分から先に覚えましょう。

◎漢方薬の頻出成分

分類	成分名	出題頻度
かぜの症状に用いられる漢方薬	葛根湯	A
	小青竜湯	B
	麻黄湯	B
	小柴胡湯	C
精神・神経症状に用いられる漢方薬	抑肝散	C
小児の症状に用いられる漢方薬	小建中湯	C
咳の症状に用いられる漢方薬	麦門冬湯	B
	半夏厚朴湯	C
胃の症状に用いられる漢方薬	安中散	B
	六君子湯	B
腸の症状に用いられる漢方薬	桂枝加芍薬湯	C
婦人の症状に用いられる漢方薬	五積散	B
	加味逍遙散	C
	桂枝茯苓丸	C
	当帰芍薬散	C

その他の症状（肥満など）に用いられる漢方薬	防風通聖散	B
	防已黄耆湯	B
	大柴胡湯	B
	黄連解毒湯	C

◎ 漢方薬の「効能効果」はこう覚える

　漢方薬では大きく分けて、**効能効果**や**体力**、**構成生薬**に関する問題が出題されます。ここでは効能効果の覚え方を説明しますので、体力についてはQ67、構成生薬についてはQ68を参照してください。

　まずは、それぞれの漢方薬に特徴的な効能効果のキーワードをピックアップして、それを覚えるようにしましょう。自分でキーワードをピックアップするときは、ほかの漢方薬と被らないようにしつつ、覚えやすい言葉を選んでください。

　例えば前ページの頻出成分の表のうち、「かぜの症状に用いられる漢方薬」のキーワードは下表の通り（赤字部分）になります。多くの問題は、記述にキーワードが入っているかどうかを確認することで、正誤を判断できます。

◎ かぜの症状に用いられる漢方薬

葛根湯 （かっこんとう）	体力中等度以上のものの感冒の初期（汗をかいていないもの）、鼻かぜ、鼻炎、頭痛、肩こり、筋肉痛、手や肩の痛みに適すとされる
小青竜湯 （しょうせいりゅうとう）	体力中等度又はやや虚弱で、うすい水様の痰を伴う咳や鼻水が出るものの気管支炎、気管支喘息、鼻炎、アレルギー性鼻炎、むくみ、感冒、花粉症に適すとされる
麻黄湯 （まおうとう）	体力充実して、かぜのひきはじめで、寒気がして発熱、頭痛があり、咳が出て身体のふしぶしが痛く汗が出ていないものの感冒、鼻かぜ、気管支炎、鼻づまりに適すとされる
小柴胡湯 （しょうさいことう）	体力中等度で、ときに脇腹（腹）からみぞおちあたりにかけて苦しく、食欲不振や口の苦味があり、舌に白苔がつくものの食欲不振、吐き気、胃炎、胃痛、胃腸虚弱、疲労感、かぜの後期の諸症状に適すとされる

重要度C | **漢方薬**

漢方薬の「体力中等度以上」と「比較的体力があり」の違いは何ですか?

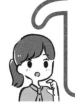

体力を5段階で表現すると、「体力中等度以上」は3〜5、「比較的体力があり」は4です。したがって、「体力中等度以上」の方が適用範囲は広いイメージとなります。

くわしく解説

◎ 「しばり」は「証」をわかりやすく表現したもの

「証」とは、**体質や体力、症状の現れ方**など、その人の状態を表すものです。漢方では「証」に合った薬を選びますが、「証」の表現は一般の方にとっては非常に難解です。そこで一般用漢方薬では、「証」の代わりに「しばり」が用いられ、使用制限がわかりやすく表現されています。

◎ 「虚実」は体力の充実度をみるもの

「証」を決める"ものさし"の1つに、**体力の充実をみる「虚実」**があり、5段階で表現されています。

次ページの表にまとめていますが、このほか「体力にかかわらず」は1〜5、「体力中等度以上」は3〜5、「体力中等度以下」は1〜3です。

そのため、「体力中等度以上（3〜5）」と「比較的体力があり（4）」を比べた場合、「体力中等度以上（3〜5）」の方がより**人を選ばない漢方薬**であるといえます。

◎ 虚実

段階	証	しばり	意味
5	実の病態	体力充実して	体ががっしりしている、胃腸が丈夫である
4	比較的実の病態	比較的体力があり	5と3の中間である
3	虚実の尺度で中間の病態	体力中等度で	通常の生活をするのに差し障りのないくらいの体力である
2	やや虚の病態	やや虚弱で	3と1の中間である
1	虚の病態	体力虚弱で	病気への抵抗力が低い、胃腸が弱い、冷えやすい

◎ 漢方名から体力を推測してみよう

漢方名から体力を推測できるものもありますので、ここで覚えておきましょう。

①「補」と「瀉」

例）十全大補湯、補中益気湯、竜胆瀉肝湯、三黄瀉心湯

漢方の治療法には、足りないもの（虚）を補う方法と、いらないもの（実）を瀉する（取り去る）方法があります。このことから、漢方名に「補」が入るものは**虚証**、「瀉」が入るものは**実証**に用いられます。

②「大」と「小」

例）大柴胡湯、小柴胡湯、小青竜湯、小建中湯

大はより**実証**に、小はより**虚証**に用いられるという意味があります。

③「当帰」や「帰」

例）当帰四逆加呉茱萸生姜湯、当帰芍薬散、当帰飲子、芎帰膠艾湯

当帰には補血作用があり、冷え症や貧血に用いられます。「当帰」や「帰」の文字が入る漢方薬は、**虚証**向けのものが多く存在します。

④「虎」

例）白虎加人参湯、五虎湯

「虎」が入るものは**実証**向けとなります。

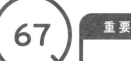

67

重要度B　|　漢方薬

体力の有無がよく問われる漢方薬はどれですか？

かぜの症状、泌尿器の症状、婦人の症状、肥満の症状に用いられる漢方薬の体力は押さえておきましょう。

くわしく解説

◎ かぜの症状に用いられる漢方薬

葛根湯、小青竜湯、麻黄湯、小柴胡湯の体力は必ず押さえましょう。

なお、柴胡桂枝湯は桂枝湯と小柴胡湯を合わせた処方なので、その中間の「やや虚弱（または中等度）」になると覚えるのがよいでしょう。

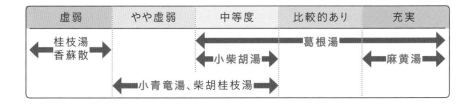

虚弱	やや虚弱	中等度	比較的あり	充実
←桂枝湯 香蘇散→		←—————葛根湯—————→		
		←小柴胡湯→		←麻黄湯→
	←———小青竜湯、柴胡桂枝湯———→			

◎ 泌尿器の症状に用いられる漢方薬

泌尿器の症状に用いられる漢方薬は虚証向けのものが多いので、例外の猪苓湯と竜胆瀉肝湯の体力を押さえましょう。なお、竜胆瀉肝湯のように「瀉」の字が入る漢方薬は、**実証向け**になります。

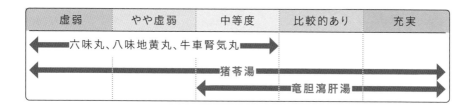

虚弱	やや虚弱	中等度	比較的あり	充実
← 六味丸、八味地黄丸、牛車腎気丸 →				
← 猪苓湯				→
		← 竜胆瀉肝湯		→

◎ 婦人の症状に用いられる漢方薬

　婦人の症状に用いられる漢方薬も虚証向けのものが多いので、まずは例外となっている桂枝茯苓丸と桃核承気湯の体力を押さえましょう。

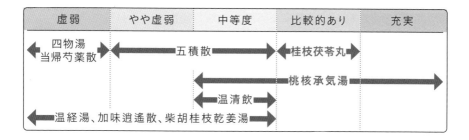

虚弱	やや虚弱	中等度	比較的あり	充実
← 四物湯 当帰芍薬散 →		五積散	← 桂枝茯苓丸 →	
		← 桃核承気湯		→
		← 温清飲 →		
← 温経湯、加味逍遙散、柴胡桂枝乾姜湯 →				

◎ 肥満の症状に用いられる漢方薬

　肥満の症状に用いられる防已黄耆湯や防風通聖散、大柴胡湯はいずれも頻出の漢方薬であるため、体力も合わせて把握しておきましょう。

　特に、防已黄耆湯と防風通聖散は名前が似ているので混同しないようにしてください。防已黄耆湯は虚証の人の水太りによる肥満に用いられ、防風通聖散は実証の人の皮下脂肪による肥満に用いられます。

虚弱	やや虚弱	中等度	比較的あり	充実
← 防已黄耆湯 →				← 防風通聖散 大柴胡湯 →

　なお、大柴胡湯や小柴胡湯のように「大」「小」の文字が入る漢方薬がありますが、相対的に大はより実証、小はより虚証に用いられます。

68

重要度B ｜ 漢方薬

カンゾウ、マオウ、ダイオウが入っているか否かの問題で頻出のものはどれですか？

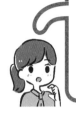

「半夏厚朴湯がカンゾウを含まないこと」は頻出です。この手の問題への100％の対策は不可能ですが、頻出のものは押さえておきましょう。

▶ くわしく解説

◎ 構成生薬「御三家」には注意点が多い

カンゾウ（甘草）は**グリチルリチン酸**、マオウ（麻黄）は**エフェドリン**、ダイオウ（大黄）は**センノシド**を含みます。これらの成分には注意点が多いため、漢方薬の構成生薬であるかどうかが問われることがあります。この手の問題は試験の難易度を上げるために入っている傾向があり、すべて覚えるのは現実的ではありません。

ただし、頻出のものについては押さえておきましょう。

◎カンゾウ、マオウ、ダイオウの特徴

生薬	主成分	薬理作用	副作用
カンゾウ	グリチルリチン酸	抗炎症作用、粘液分泌促進作用	偽アルドステロン症
マオウ	エフェドリン	気管支拡張作用、発汗促進作用、利尿作用	心悸亢進、血圧上昇、血糖値上昇
ダイオウ	センノシド	瀉下作用	腹痛、激しい腹痛を伴う下痢

◎ 構成生薬の問題で頻出の漢方薬

分類	漢方薬	覚えるべき記述	出題意図
咳の症状	半夏厚朴湯	カンゾウを含まない	柴朴湯は「小柴胡湯と半夏厚朴湯を合わせた処方」であり、半夏厚朴湯と混同しやすいため
	柴朴湯	カンゾウを含む	
循環器の症状	三黄瀉心湯	ダイオウを含む	循環器の症状で出題される漢方薬の中で、唯一ダイオウを含むため
泌尿器の症状	竜胆瀉肝湯	カンゾウを含む	泌尿器の症状で出題される漢方薬の中で、唯一カンゾウを含むため
婦人の症状	五積散	カンゾウ・マオウを含む	婦人の症状で出題される漢方薬の中で、唯一マオウを含むため
	加味逍遙散	カンゾウを含むが、マオウは含まない	五積散とのひっかけ問題としてよく出題されるため
肥満の症状	防風通聖散	カンゾウ・マオウ・ダイオウを含む	注意すべき3生薬すべてを含むため
	大柴胡湯	ダイオウを含むが、カンゾウは含まない	名前が似ているが、含む生薬のポイントが逆のため
かぜの症状	小柴胡湯	カンゾウを含むが、ダイオウは含まない	
	葛根湯、麻黄湯、小青竜湯	カンゾウ・マオウを含む	注意すべき2生薬を含むため

間違い探し

Q 次の文章の間違いを探してみましょう。
「半夏厚朴湯は、構成生薬としてカンゾウを含む。」

A 半夏厚朴湯は、**カンゾウを含まない**。

「ビタミン」と「痛み止め」は歌って覚える！

「ビタミン覚えうた」

ビタミンA　レチノール　とり目をケアするよ
妊娠前後はたくさん　とらないようにしよう
ビタミンD　カルシフェロール　カルシウム
吸収　骨と歯守るよ　くる病　防ごう
ビタミンE　トコフェロール　血行よくなるよ
肩こり　手足の冷え　治してあげよう
ビタミンK　フィトナジオン　血液凝固するよ
出血を抑えて　お口健康にするよ

ABCD　ビタミン　ビタミン
みんなで覚えよう×2

ビタミンC　アスコルビン酸
「メラニン増やさないよ」
コラーゲンを助けて「出血止めるよ」
ビタミンB1　チアミン　糖代謝するよ
玄米を食べよう　脚気に注意さ
ビタミンB2　リボフラビン　脂質代謝するよ
角膜炎治そう　黄色の魔法さ
ビタミンB6　ピリドキシン　タンパク代謝
するよ
口内炎　肌荒れ　ケアしてあげよう
ビタミンB12　コバラミン　赤血球作るよ
疲れ目　貧血　よくなって
赤色きれいだね

ABCD　ビタミン　ビタミン
みんなで覚えよう×2

「痛み止め覚えうた〜アスピリン〜」

アセチルサリチル酸と　呼ばれることもある
「ピリン」とつくけれど　ピリン系じゃないの
痛み止めるだけが　仕事じゃないのよ
81ミリ　血液サラサラ
ラララライ（症候群）
悩みがたくさんあって　頭が痛いよ
助けて神様！じゃなくて
アス・アス・アスピリン
アダムもイブも同じ　炎消し止める
まれにでる副作用　無菌性髄膜炎
ロキソニンといつも　比べられるけど
外国に行けば I'm more famous なのさ
ラララ

悩みがたくさんあって　頭が痛いよ
助けて神様！じゃなくて
イブ・イブ・イブプロフェン

魔法のパラセタモール　こどももおなじみ
友達誘って　ACEで行こう　ラララ〜

悩みがたくさんあって　頭が痛いよ
助けて神様！じゃなくて
アセ・アセトアミノフェン
悩みがたくさんあって　心が痛いよ
明日は晴れるといいな
ゆっくりお休み
ゆっくりお休み

作詞、作曲：村松早織／QRコードからYouTubeで聴いてみよう！

「薬事関係法規・制度」のオキテ

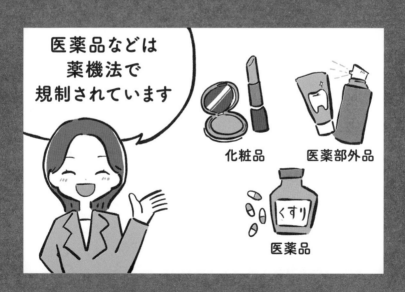

69

重要度B | 勉強法

法律が苦手で第4章の学習がつらいです。どうすればよいですか?

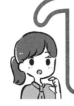

まずは法律特有の文章の「クセ」に慣れることがとても重要です。また、法律を勉強しながらドラッグストアを見学すると記憶に定着しやすくなります。

▶ くわしく解説 ◀

◎ 法律の勉強は「語学の学習」と同じ

　第4章の学習で大きな障壁となるものは、日本語の難しさです。例えば、「しなければならない（義務）」「努めなければならない（努力義務）」「望ましい」といった強制力の強さを表す言葉など、法律特有の言い回しや専門用語が数多く登場します。法律を勉強するときは、**語学の学習と同じ気持ちで取り組んでください**。英会話をマスターしようとするとき、できるだけ英語に触れる環境を作ったり、わからない単語は調べたりしますよね。つまり、これと同じように**慣れが必要である**ということです。覚悟を決めて取り組んでみると、意外に楽しいものですよ。

　また、座学だけでは実際の現場でどう活かされているのかイメージしにくいでしょう。そこで、ドラッグストアの運営に法律がどう使われているか、学んだ知識を**ドラッグストアで確認してみてください**。例えば、「食品」の項目で学ぶ**特定保健用食品や機能性表示食品**などを探してみたり、「薬局・店舗における掲示」の項目で学ぶ**レジ周りにある掲示物**を確認したりするのもよいでしょう。知識が段違いに定着しますので、ぜひトライしてみてください。

「法」や「規則」などいろいろな用語が出てきますが、どのような違いがありますか？

法体系はピラミッド型になっています。「法的拘束力」や「内容の具体性」などが異なり、法的拘束力が弱くなるにつれ、内容がより具体的になります。

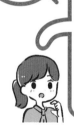

くわしく解説

◎ 法体系はピラミッド型

　第4章の学習でメインとなる法律は、「医薬品、医療機器等の品質、有効性及び安全性の確保等に関する法律（以下、医薬品医療機器等法）」です。**薬機法**とも呼ばれ、本書ではその条文を「法第○条」と表記します。

　法体系の全体像は次ページの図の通り、ピラミッド型の階層構造になっています。

　頂点の「法律」は、**法的拘束力が強く、内容は抽象的**になります。一方、一番下に位置する「通知・通達」は、法的拘束力がなく、内容はより具体的になります。

　ここで「抽象的」とは、言い換えれば「射程範囲が広い」ということです。例えば、「Aの場合は100万円以下の罰金」「Bの場合は5年以下の懲役」というように、個別具体的なケースごとに規定を設定する場合、その数は膨大になってしまいますし、実際にすべてのケースを想定するのは不可能です。

　そのため、あえて**条文は解釈の余地を残すような文面**になっています。

　つまり、みなさんが「条文の意味がわかりにくい」と感じるのは、能力

不足だからではなく、内容が抽象的で解釈の幅が広いせいだと理解してよいのです。

◎ 法体系のピラミッド

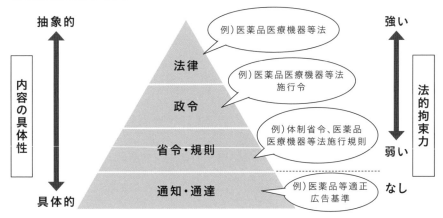

◎ 下位の法令は上位の法令を補う

ピラミッドで法律の下の階層に位置する「政令」は、法律で具体化が必要な部分を補い、さらにその下の「省令・規則」は、より詳細な部分を明確にしています。

このように、下位の法令は上位の法令の内容をより**具体化し、補う役割**があるのです。

> **ワンポイント**
>
> 法律には、第1条、第2条……といった番号が振られています。しかし、試験では、条文の番号で正誤を判断させるような問題は出題されないため、番号まで覚える必要はありません。

71 条文の穴埋め問題が苦手です。必ず押さえておくべき条文を教えてください。

「医薬品医療機器等法第1条」は超頻出です。出題パターンは決まっているので、繰り返し解いて慣れるようにしましょう。

くわしく解説

◎ 医薬品医療機器等法第1条（法の目的）

法第1条は毎年いずれかのブロックで問われますので、必ず押さえましょう。以下の条文では、穴埋めでよく問われる部分を**赤字**にしています。

> **法第1条［医薬品医療機器等法の目的］**
> この法律は、医薬品、医薬部外品、化粧品、医療機器及び**再生医療等製品**の品質、有効性及び安全性の確保並びにこれらの使用による**保健衛生上の危害の発生**及び**拡大の防止**のために必要な規制を行うとともに、**指定薬物の規制**に関する措置を講ずるほか、医療上特にその必要性が高い医薬品、医療機器及び**再生医療等製品の研究開発の促進**のために必要な措置を講ずることにより、**保健衛生の向上**を図ることを目的とする。

なお、**再生医療等製品**とは、病気やケガで動かなくなった**組織・臓器を再生させる製品**（軟骨再生製品など）です。「再生医療等製品」という言葉は穴埋め問題でよく問われるため、必ず覚えましょう。

また、**指定薬物の規制**も「医薬品医療機器等法の目的」に含まれます。

指定薬物とは、中枢興奮・幻覚作用などを引き起こす可能性が高く、人に悪影響を与えるおそれのあるもので、いわゆる「危険ドラッグ」に含まれることがあります。厚生労働大臣が**指定**するため、**指定薬物**と呼ばれます。

◎ 医薬品医療機器等法第2条第1項（医薬品の定義）

「医薬品の定義」に関する条文も出題されることがあります。

法第2条第1項［医薬品の定義］

一　日本薬局方に収められている物

二　**人又は動物の疾病の診断、治療又は予防**に使用されることが目的とされている物であつて、**機械器具等**（機械器具、歯科材料、医療用品、衛生用品並びにプログラム（電子計算機に対する指令であつて、一の結果を得ることができるように組み合わされたものをいう。以下同じ。）及びこれを記録した記録媒体をいう。以下同じ。）でないもの（医薬部外品及び再生医療等製品を除く。）

三　**人又は動物の身体の構造又は機能に影響を及ぼす**ことが目的とされている物であつて、機械器具等でないもの（医薬部外品、化粧品及び再生医療等製品を除く。）

　なお、**日本薬局方**とは**厚生労働大臣**が**薬事・食品衛生審議会**（研究者や医師・薬剤師など有識者で構成される機関）の意見を聴いて定める公定文書であり、医薬品として満たすべき品質や試験法などが書かれています。

◎ 医薬品医療機器等法第66条第1項（誇大広告等の禁止）

「誇大広告等の禁止」に関する条文も押さえておきましょう。

法第66条第1項［誇大広告等の禁止］

何人も、医薬品、医薬部外品、化粧品、医療機器又は再生医療等製品の名称、製造方法、効能、効果又は性能に関して、明示的であると暗示的であるとを問わず、**虚偽又は誇大な記事**を広告し、記述し、又は流布してはならない。

72

重要度B | 医薬品の定義と範囲

無承認無許可医薬品とは、具体的にどのようなものですか? また、無承認無許可医薬品が「医薬品」の定義に含まれるのはなぜですか?

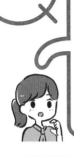

無承認無許可医薬品には、「医薬品的な効能効果を謳った健康食品」などがあります。無承認無許可医薬品を「医薬品」の定義に含めることで、法の取り締まりの対象とすることができます。

くわしく解説

「医薬品」が世に出るまでには、非常にたくさんの関門があります。では、「医薬品以外の商品」において関門をすっ飛ばし、医薬品のような効能効果を表示したり医薬品成分を配合すれば、一体どうなるでしょうか? 一般生活者に**正しい医療を受ける機会を失わせ、病気を悪化させる**可能性も出てきます。このように、「医薬品」のフリをしている健康食品や化粧品などを**無承認無許可医薬品**と呼びます。

具体例として、「がんに効く」と謳った健康食品、勃起不全(ED)治療薬「バイアグラ」の成分が含まれた健康食品、「シミが消える(できたシミを改善するかのような表現は、医薬品的な効能効果とみなされる)」と謳った薬用化粧品(=医薬部外品)などがあげられます。

◎ 無承認無許可医薬品は違法な「医薬品」

無承認無許可医薬品は、法第2条第1項[医薬品の定義]の第3号に規定された「人の身体の構造又は機能に影響を及ぼすことが目的とされている物」に含まれます(Q71参照)。ただし、医薬品といっても医薬品としての関門をパスしていない「違法な医薬品」であり、法の取締りの対象となるということです。

73

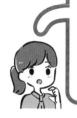

要指導医薬品と第一類医薬品はどちらも薬剤師が販売するものですが、具体的に何が違いますか？

要指導医薬品は対面販売が必要ですが、第一類医薬品はインターネットなどでの販売（特定販売）が可能です。

くわしく解説

　要指導医薬品と第一類医薬品の関係性を理解するためには、要指導医薬品の区分ができた経緯を知っておくのがよいでしょう。

◎ 要指導医薬品の区分ができた経緯

　以前、インターネットでの医薬品の販売は、第三類医薬品のみに認められていました。しかし、インターネット通販会社が国を相手に訴訟を起こし、最高裁がインターネット販売を認めた結果、平成25年に薬事法（当時。現医薬品医療機器等法）が改正されました。

　このときにできたのが、**要指導医薬品**の区分です。薬事法改正前の第一類医薬品の区分には、特に取扱いに注意が必要なものとして**スイッチ直後品目**[※1]や**劇薬**などが含まれていました。

　改正後はこれらを新たに**要指導医薬品**の区分として一般用医薬品から切り離し、薬剤師による**対面販売**や**薬学的指導**を義務づけることとしました。

※1　医療用医薬品からOTC医薬品にスイッチされたものを「スイッチOTC医薬品」と呼ぶが、このうちスイッチされてから間もない品目のことを特に「スイッチ直後品目」と呼んでいる

◎薬事法改正による要指導医薬品の成立

【改正前】

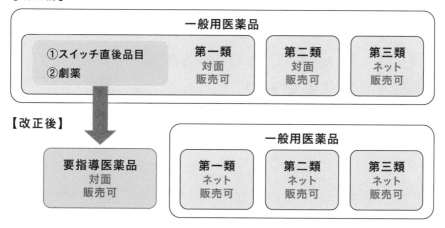

【改正後】

◎ スイッチOTCとダイレクトOTCのリスク区分の決定

スイッチOTC医薬品[1]やダイレクトOTC医薬品[2]は、始めはすべて要指導医薬品に指定され、定められた期間を経て第一類医薬品へと移行します。

このとき、1年間は第一類医薬品となり、その後、リスク区分が検討・決定されます。

◎スイッチOTCとダイレクトOTCのリスク区分の決定

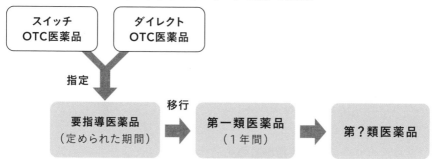

※2 「ダイレクトOTC医薬品」とは、医療用医薬品としての使用実績がないままダイレクトにOTC医薬品として販売されるものである

重要度B ｜ 毒薬・劇薬

毒薬または劇薬で、かつ要指導医薬品である商品の具体例はありますか？

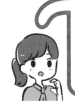

劇薬かつ要指導医薬品の商品として、「ガラナポーン」や「ハンビロン」があります。

▶ くわしく解説

◎ 勃起不全（ED）治療薬が劇薬かつ要指導医薬品

「ガラナポーン」や「ハンビロン」は、いずれも**劇薬かつ要指導医薬品**の「勃起不全（ED）治療薬」であり、ヨヒンビン塩酸塩が主成分となっています。ヨヒンビン塩酸塩は試験では出題されませんが、最古のED治療薬といわれ、勃起中枢に働きかけて生殖器血管を拡張させ、充血をもたらす作用があります。特殊な効能・効果を持ち、一般的なドラッグストアなどにはほとんどなく、一部の薬局などで取り扱いがあります。

OTC医薬品の場合、毒薬・劇薬は前述のようにごく一部の商品に限られていますが、医療用医薬品ではさまざまな毒薬・劇薬があります。例えば毒薬には一部の抗がん剤や筋弛緩剤が該当し、劇薬は毒薬よりもさらに多種多様です。みなさんがご存じの「アセトアミノフェン」も、1回服用量が500mg（一般用医薬品の場合、アセトアミノフェンの1回最大服用量は300mg）のものは劇薬に該当します。

毒薬または劇薬は、**要指導医薬品**に該当することはありますが、現在のところ、毒薬または劇薬で**一般用医薬品のものはありません**。こちらの記述は比較的よく出題されますので、覚えておきましょう。

重要度B　｜　　　　　　生物由来製品

生物由来製品の具体例は何ですか？また、再生医療等製品の中で、生物由来製品として指定されているものはありますか？

生物由来製品の例としては、ワクチンや血液製剤などがあります。また、再生医療等製品は、そもそも生物由来製品の指定対象になっていません。

くわしく解説

◎ 生物由来製品は感染症の発生リスクが高いもの

生物由来製品の定義は以下の通りです。

> 人その他の生物（植物を除く）に由来するものを原料又は材料として製造（小分けを含む）をされる医薬品、医薬部外品、化粧品又は医療機器のうち、保健衛生上特別の注意を要するものとして、厚生労働大臣が薬事・食品衛生審議会の意見を聴いて指定するもの

こちらの定義が示していることをまとめると、次ページの表のようになります。

ワンポイント

第1章の「薬害訴訟」では、HIV訴訟やCJD訴訟をきっかけに生物由来製品感染等被害救済制度が創設されたことを学びます。これらの薬害で問題となった血液凝固因子製剤やヒト乾燥硬膜は、まさに生物由来製品に該当します。

◎**生物由来製品における定義のポイント**

定義が示していること	補足
植物由来の原材料で製造されるものは生物由来製品に該当しない	例として、植物由来の生薬や漢方薬は生物由来製品に該当しない
医薬品、医薬部外品、化粧品、医療機器が指定対象である	再生医療等製品は指定対象ではない
上記のうち、さらに「特別の注意を要するもの」が指定される	「特別の注意を要するもの」とは、つまり感染症の発生リスクの高いものである

◎ 再生医療等製品以外が生物由来製品の指定対象

　下図は生物由来製品の指定について、薬機法の規制を整理したものです。医薬品、医療機器といった「分類」自体が生物由来製品の**指定対象**となっているかどうか、またその分類の中で**実際に指定**された製品があるかどうかを押さえましょう。

　薬機法の規制対象となっている分類のうち、再生医療等製品以外が生物由来製品の指定対象となっています。

　また、実際に指定された製品が存在する分類は、医薬品と医療機器です。ただし、**医薬品のうち、一般用医薬品や要指導医薬品で指定された**もの**はありません。**

◎**生物由来製品の指定対象・指定対象外となる分類**

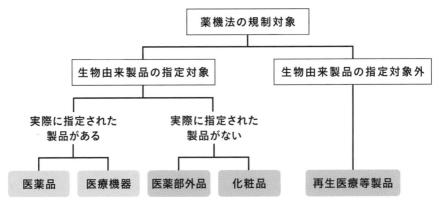

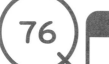

76

「店舗専用」と書かれた商品を見たことがないのですが、本当にありますか？

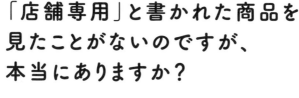

「店舗専用」と書かれた商品はごく一部ですが、滋養強壮保健薬の「キヨーレオピンw」には記載されています。

くわしく解説

◎ 直接の容器等への法定表示事項と「店舗専用」

法第50条に定められた法定表示事項の(k)には、「店舗専用」の文字についての項目があります。

◎直接の容器等への法定表示事項

	法定表示事項
(a)	製造販売業者等の氏名又は名称及び住所
(b)	名称（日局に収載されている医薬品では日局において定められた名称、また、その他の医薬品で一般的名称があるものではその一般的名称）
(c)	製造番号又は製造記号
(d)	重量、容量又は個数等の内容量
(e)	日局に収載されている医薬品については「日本薬局方」の文字等
(f)	「要指導医薬品」の文字
(g)	一般用医薬品のリスク区分を示す字句
(h)	日局に収載されている医薬品以外の医薬品における有効成分の名称及びその分量
(i)	誤って人体に散布、噴霧等された場合に健康被害を生じるおそれがあるものとして厚生労働大臣が指定する医薬品（殺虫剤等）における「注意－人体に使用しないこと」の文字

(j)	適切な保存条件の下で3年を超えて性状及び品質が安定でない医薬品等、厚生労働大臣の指定する医薬品における使用の期限
(k)	配置販売品目以外の一般用医薬品にあっては、「店舗専用」の文字
(l)	指定第二類医薬品にあっては、枠の中に「2」の数字

　配置販売業は個人宅や事業所などに医薬品を配置する業態であるため、取り扱う医薬品には「**経年変化が起こりにくい**」など一定の基準があります（Q82参照）。それが**配置販売品目基準**です。これに適合しない医薬品、つまり「**配置販売品目以外の一般用医薬品**」には、「**店舗専用**」の文字を記載する必要があります。

◎**配置販売品目基準と表示事項**

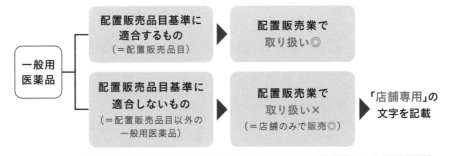

　なお、「キョーレオピンw」は、濃縮熟成ニンニク抽出液や肝臓分解エキスなどが配合された滋養強壮保健薬です。利用者自身が液剤をカプセルに入れて服用する、少し特殊な薬となっています。

ワンポイント

「店舗専用」商品の取扱いは所属する会社によります。商品に記載のある「店舗専用」の意味をお客さまから聞かれる可能性もありますので、配置販売品目基準との関係性を把握しておきましょう。

77 | 重要度A | 容器・外箱等への記載事項

法定表示事項に「用法用量」や「効能効果」は含まれていませんが、実際の商品の容器には書かれています。これはなぜですか？

法定表示事項には、基本となる内容のみが示されているためです。

くわしく解説

法定表示事項は、通常、法第44条［毒薬・劇薬の表示］、第50条・第51条［直接の容器等の記載事項］の規定に基づく記載事項を指します。

◎ 法定表示事項には基本的な内容のみが示されている

法定表示事項は、「法第50条」（Q76の表参照）を中心に定められていますが、ここにはOTC医薬品だけでなく、医療用医薬品との共通事項も含まれます。

OTC医薬品の場合、お客さま自身で用法用量や効能効果を確認して服用しますが、医療用医薬品の場合は、使用法は医師の指示に従い、箱を開封して調剤されることが多くなります。つまり、OTC医薬品と医療用医薬品では、容器の表示に求められる役割が異なるのです。薬機法上は、ごく基本的な内容のみが法定表示事項として示されていると考えるのがよいでしょう。

OTC医薬品	医療用医薬品
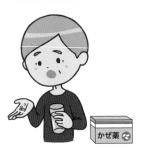	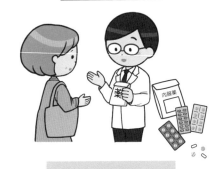
パッケージの 記載内容を見て服用	医師の 指示通りに服用

◎「通知」には記載事項が細かく示されている

　OTC医薬品の記載事項については、別途「通知」（厚生労働省「一般用医薬品の使用上の注意記載要領について」）が出ています。こちらにはOTC医薬品の「添付文書」や「外部の容器又は外部の被包（外箱など）」への記載事項が細かく示されており、「用法用量」や「効能効果」についても記載があります。なお、こちらの通知は試験では出題されませんので、参考程度にしてください。

ワンポイント

　OTC医薬品の場合、一般的に用法用量や効能効果などが容器に記載してありますが、これらは法定表示事項ではありません。試験で狙われやすいのでしっかりと覚えましょう。

間違い探し

　Q 次の文章の間違いを探してみましょう。
　　『「効能又は効果」は、医薬品の容器・外箱等への法定表示事項である。』

　A 「効能又は効果」は、法定表示事項ではありません。

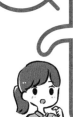

78

医薬部外品と化粧品の効能効果を見分けるポイントはありますか？

医薬部外品の効能効果は医薬品に近い表現が多く、化粧品の効能効果は「キレイになるイメージ」を示すような表現となっています。よく出題されるものは決まっているため、そちらを優先して押さえましょう。

くわしく解説

◎ 医薬部外品と化粧品の効能効果はこう違う

まずは医薬部外品と化粧品の大まかな効能効果の違いを把握することから始めましょう。**医薬部外品は体の内部で働き**、**化粧品は塗ることで魅力を増したり、物理的な汚れを落としたりするなど、体の内部には干渉しないイメージ**です。

そして、医薬部外品と化粧品で最も大きく異なるのは、医薬品的な効能効果の表示についてです。医薬部外品では、一部の医薬品的な効能効果を**表示できます**が、化粧品では、医薬品的な効能効果の表示は**禁止されています**。

◎ 過去問で出題された効能効果から覚える

体の内部に干渉しそうな効能効果が医薬部外品、そうでないものが化粧品ですが、これらの効能効果を丸覚えするのは大変ですね。

実際に学習する際は、「過去問で出題された部分から覚える」というやり方で効率的に学習しましょう。

◎ 医薬部外品と化粧品における効能効果の違い

【医薬部外品】

有効成分

皮膚や髪の内部に働きかけるもの
・制汗スプレー
・育毛剤、除毛剤
・染毛剤
・美白化粧水

以前は医薬品であったもの
・健胃薬
・ビタミン剤
・殺菌消毒薬

【化粧品】

塗ることで魅力を増すもの
・ファンデーション
・口紅
・マニキュア

塗ることで健やかに保つもの
・保湿化粧水
・毛髪用トリートメント
・リップクリーム

汚れを落として清潔にするもの
・洗顔料
・シャンプー
・歯磨き粉

◎ 医薬部外品と化粧品における頻出の効能効果

分類	医薬部外品	化粧品
特徴	皮膚や髪の内部に干渉する	皮膚や髪の内部に干渉しない
皮膚	・日焼けによるシミ、ソバカスを防ぐ[1] ・皮膚の清浄、殺菌、消毒 ・カミソリまけ[3]を防ぐ	・日焼けを防ぐ ・日焼けによるシミ、ソバカスを防ぐ[2] ・肌荒れを防ぐ ・皮膚の乾燥を防ぐ ・皮膚にうるおいを与える ・皮膚を保護する
毛髪	・くせ毛、ちぢれ毛又はウェーブ毛髪をのばし、保つ ・毛髪を脱色する	・毛髪にはり、こしを与える ・フケ、カユミがとれる ・毛髪のつやを保つ ・頭皮、毛髪をすこやかに保つ ・裂毛、切毛、枝毛を防ぐ
その他	・わきが（腋臭）、皮膚汗臭、制汗 ・うおのめを改善する	・あせもを防ぐ（打粉） ・ムシ歯を防ぐ（使用時にブラッシングを行う歯みがき類） ・口臭を防ぐ（歯みがき類）

※1　「メラニンの生成を抑え、日焼けによるしみ・そばかすを防ぐ」旨の表現も可
※2　紫外線吸収剤などのUV防止を目的とした成分を含む商品（日焼け止めなど）のみ可
※3　カミソリまけは、シェービング後の「傷や発疹などの症状」をイメージするとよい

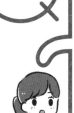

79

分割販売と小分け販売の違いは何ですか？

分割販売は「特定の購入者の求め」に応じて販売する行為であり、小分け販売は医薬品をあらかじめ小分けして販売する行為を指します。

くわしく解説

　分割販売と小分け販売は、医薬品を分けて販売するという同じ行為に思えますが、販売に至るまでの動機が異なります。

　分割販売は**特定の購入者**の求めに応じて販売する行為です。

　一方、小分け販売は**不特定の購入者**に対して、店舗側であらかじめ小分けをしておく行為です。

　小分け販売を行うには、別途、医薬品の**製造業や製造販売業の許可**が必要になるため、注意が必要です。

◎ 配置販売業では分割販売が禁止されている

　分割販売は、薬局や店舗販売業、卸売販売業では、**特定の購入者の求めに応じて**行うことができますが、配置販売業では**禁止**されています。

薬局	店舗販売業	卸売販売業	配置販売業
	○		×

◎ 分割販売と小分け販売の違い

【分割販売】	【小分け販売】

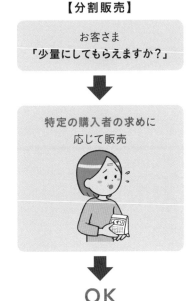

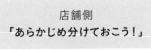

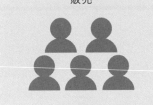

お客さま
「少量にしてもらえますか？」

店舗側
「あらかじめ分けておこう！」

↓

↓

特定の購入者の求めに
応じて販売

不特定の購入者への
販売

↓

↓

OK

NG ← 無許可製造・
無許可製造販売
に該当

◎ 毒薬・劇薬の開封販売は限られた販売業者のみ可能

　毒薬・劇薬は、店舗管理者が薬剤師である**店舗販売業者**および医薬品営業所管理者が薬剤師である**卸売販売業者**以外の医薬品の販売業者は、開封して販売してはならないとされています。

◎ 零売薬局では限定的に「非処方箋医薬品」が購入できる

　みなさんは「零売薬局」をご存じでしょうか？　**零売**とは**分割販売**のことであり、零売を行う薬局は「零売薬局」と呼ばれます。

　また、試験で問われることはありませんが、医療用医薬品には「処方箋医薬品」と「非処方箋医薬品」の２つがあり、零売ではやむを得ない場合に限り、処方箋なしで「非処方箋医薬品」の販売ができます。実際に零売を実施している薬局は限られていますが、もしもみなさんが病院でもらっている薬がなくなって困った場合は、ぜひ選択肢の１つにしてください。

重要度B ｜ 薬局

薬局開設者と薬局管理者の違いは何ですか？

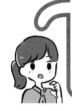

薬局開設者はその薬局の「経営者」、薬局管理者は薬局各店舗の「現場責任者」です。

<くわしく解説>

◎ 薬局開設者、薬局管理者とは

薬局開設者は「薬局を新たに始める者」、つまり「経営者」です。社長をイメージするのがわかりやすいかもしれません。実際には、薬局開設者は法人の場合も個人の場合もあるため、薬局開設許可証の「氏名」欄には、法人名か個人名のいずれかが入っています。なお、薬局開設者は**経営に関する業務**を担っているため、**薬剤師でなくても構いません**。

一方、**薬局管理者**とは薬局各店舗の「現場責任者」のことです。薬局管理者は**法令順守を推進する役割**があり、医薬品の管理や従業員の監督などがメインの仕事になります。管理者は法律上、「その店舗で取り扱う医薬品をすべて販売できる資格者」が就任します。つまり、薬局は**医療用医薬品**を扱っているため、薬局管理者には**薬剤師**が就任します。なお、店舗販売業の場合、要指導・第一類医薬品を販売する店舗では**薬剤師**[※]、第二類・第三類医薬品を販売する店舗では**登録販売者**を**店舗管理者**とすることができます。

※薬剤師を店舗管理者にできない場合、登録販売者でも可能だが、この場合は店舗管理者を補佐する薬剤師を置かなければならない

重要度B　｜　薬局

薬剤師不在時間について学ぶ目的は何ですか?

「薬剤師不在時間」の間は、登録販売者による一般用医薬品の販売が可能です。したがって、登録販売者もその時間の対応について知っておかなければなりません。

くわしく解説

　試験では、薬局に関する知識として「薬剤師不在時間」について問われることがあります。薬剤師不在時間について学ぶ目的を知っておくと、内容がすんなり頭に入ってきます。

◎「薬剤師不在時間」ができる前は閉局していた

　2017年に医薬品医療機器等法施行規則の一部改正があり、**薬剤師不在時間への対応**が規定されました。

　薬局には常時薬剤師がいる必要がありますが、緊急対応のために外出しなければならないこともあります。

　規定が設けられる前は、薬剤師が不在の際に薬局を**閉局**する必要がありましたが、現在はあらかじめ届出を行うことで、閉局せずに**登録販売者**が第二類・第三類医薬品を販売したり、一般従事者が衛生用品などを販売できるようになりました。

　ただし、薬剤師がいない時間のすべてが薬剤師不在時間に該当するわけではありません。

◎ やむを得ず一時的であれば認められる

　薬剤師不在時間は、**やむを得ず**、かつ、**一時的**に当該薬局において薬剤師が不在となる時間のことをいいます。

　緊急時の在宅対応や急遽日程の決まった退院時カンファレンスへの参加は薬剤師不在時間に該当します。一方、**学校薬剤師**の業務やあらかじめ予定されている定期的な業務によって恒常的に薬剤師が不在となる時間は、薬剤師不在時間として認められません。

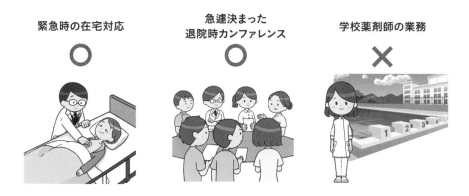

緊急時の在宅対応	急遽決まった 退院時カンファレンス	学校薬剤師の業務
○	○	×

◎ 使わない場所の閉鎖・お知らせ・連絡体制で対応する

　薬剤師不在時間への対応は、「使わない場所の閉鎖」「お知らせ」「連絡体制」の3つになりますので、押さえておきましょう。

◎ 薬剤師不在時間への対応

使わない場所の閉鎖	・調剤室の閉鎖 ・要指導医薬品陳列区画または第一類医薬品陳列区画の閉鎖
お知らせ	調剤に応じることができない旨など薬剤師不在時間に係る掲示
連絡体制	薬局の管理を行う薬剤師と従事者との**連絡体制**

82

重要度B ｜ 配置販売業

配置販売業に関する問題で気をつけるべき部分はどこですか？

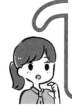

「配置販売業で販売可能な医薬品」や「分割販売」「配置従事届」「身分証明書」に関する問題がよく出てきます。

くわしく解説

　配置販売業は、いわゆる「置き薬」による医薬品の販売業者です。つまり、お客さまの家などに医薬品をあらかじめ預けておき、購入者がこれを使用した後で代金請求権が生じる（先用後利）といった販売形態です。

◎ 経年変化が起こりやすい医薬品は販売できない

　配置販売業では、一般用医薬品のうち経年変化が起こりにくいことなどの基準（配置販売品目基準）に適合するもの以外の医薬品を販売してはなりません。この文章は、このままの形で試験で出題されます。しっかり覚えておきましょう。なお、経年変化とは、物質が時間と共に変化することをいいます。

◎ 分割販売は禁止されている

　配置販売業では、医薬品を開封して分割販売することは禁止されています。

◎ 配置販売への従事は届出が必要

　配置販売業者またはその配置員が医薬品の配置販売に従事しようとするときは、次の項目をあらかじめ、配置販売に従事しようとする区域の都道

府県知事に届け出なければなりません。

①配置販売業者の氏名・住所
②配置販売に従事する者の氏名・住所
③区域・期間

簡単にいえば、①は会社名・住所、②は従業員の氏名・住所です。

ここでは「あらかじめ」届け出る必要があることがポイントになっており、さらに「配置販売する医薬品名・数量」などは届出不要ですので、合わせて確認しておきましょう。

◎ 身分証明書の発行

配置販売業者またはその配置員は、**その住所地**の都道府県知事が発行する**身分証明書**の交付を受け、かつ、これを**携帯**しなければ、医薬品の配置販売に従事してはなりません。「その住所地」がどこのことを示しているのか非常にわかりにくいのですが、こちらは**申請者の住所地**、つまり、住民票に記載のある住所を示しています。

さて、以下の記述で誤っているところはどこでしょうか?

間違い探し

Q 次の文章の間違いを探してみましょう。
「配置販売業者又はその配置員は、配置販売区域の都道府県知事が発行する身分証明書の交付を受け、かつ、これを携帯しなければ、医薬品の配置販売に従事してはならない。」

A 正しくは「配置販売区域の都道府県知事」ではなく「**その住所地**の都道府県知事」です。

このように、細かい知識を問う出題もありますので、十分に注意しましょう。

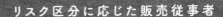

「薬局開設者、店舗販売業者又は配置販売業者は、第三類医薬品を登録販売者に販売させる際、購入者に対して、販売した登録販売者の氏名を伝えさせなければならない」とありますが、この記述は本当でしょうか?

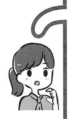

本当です。ただし、資格者を通さずに医薬品を販売するケースがあります。ここでは、ルールの運用の実態について説明します。

くわしく解説

氏名の伝達について、手引きには以下のように記述があります。

第二類医薬品または第三類医薬品を販売し、又は授与した薬剤師または登録販売者の氏名、薬局または店舗の名称及び薬局、店舗または配置販売業者の電話番号その他連絡先を、当該第二類医薬品又は第三類医薬品を購入し、又は譲り受けようとする者に伝えさせること。

手引きの記載とは異なり、受験生から「実際に客として医薬品を購入する際、登録販売者の氏名などを伝えられたことがない」といわれることがあります。

なぜこのような認識の違いが起こるのか、その原因を解説します。

◎ 医薬品販売の流れ

　医薬品の接客をする際の法律上の主な規定は、「情報提供」と「相談応需」です。

　まず、「情報提供」については、第二類医薬品は**努力義務**、第三類医薬品は**望ましい**とされています。

　一方、「相談応需」についてはどちらも**義務**です。これにより、実際にお客さまに医薬品を販売するまでの流れは、①資格者を通さずに販売、②資格者が自ら情報提供してから販売、③資格者が相談を受けてから販売の３パターンになります。

　ここで、氏名などの伝達が関係してくるパターンは②と③になります。「氏名などを伝えられたことがない」という場合、適切な運用がなされていないケースを除き、①の販売パターンであった可能性があります。

◎ 医薬品販売の流れ

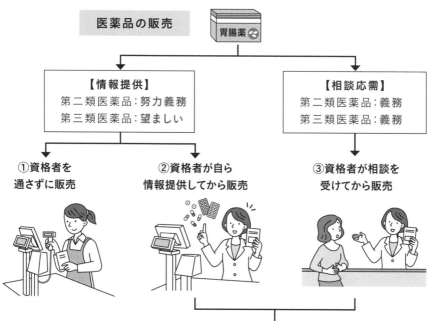

②、③の場合、資格者の氏名・店舗名・電話番号を伝える

◎ 氏名を伝える方法は文書等への記載でなくてもよい

氏名を伝える方法について、厚生労働省からの「通知」には以下のように記載されています。

ただし、試験では「通知」の内容までは出題されないため、この文章を覚える必要はありません。

（問）一般用医薬品の情報提供に当たっては、情報提供を行った**薬剤師又は登録販売者の氏名**を購入者に伝えさせることとされているが、薬局又は店舗内の情報提供を行う場所において「販売した薬剤師又は登録販売者の氏名」は名札を提示することにより伝えたとすることで差し支えないか。

（答）情報提供文書等に記載するなどの方法が望ましいが、購入者に対して、情報提供を行った薬剤師又は登録販売者の**氏名が確実に伝わる方法**であれば、差し支えない。

参考：厚生労働省 医薬品の販売業等に関するＱ＆Ａについて

◎ 実際は接客前に自分の名前を伝える

通知の内容を踏まえると、氏名などを伝える方法は会社・店舗ごとに異なります。

しかし、一般的には、**接客に入る際に自分の名前を伝える**か、話し終わりに「登録販売者の○○から説明させていただきました。後日、わからない点などが出てきましたら、レシートに記載のある電話番号までご連絡ください」というように伝える方法がよいでしょう。

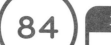

重要度A | 特定販売

薬局・店舗での特定販売では、その薬局・店舗以外の場所に貯蔵または陳列している一般用医薬品についても販売することができますか？

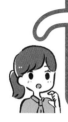

できません。インターネットや電話などによる特定販売では、薬局・店舗に在庫のある一般用医薬品などが販売できます。

くわしく解説

◎ 貯蔵・陳列している医薬品しか販売できない

特定販売とは、薬局・店舗において、薬局・店舗以外の場所にいる者に対し、**一般用医薬品または薬局製造販売医薬品**（毒薬・劇薬を除く）を販売することをいいます。簡単にいえば、**インターネットや電話**などによる販売方法ですね。

さらに特定販売は、薬局・店舗に**貯蔵・陳列している医薬品**を販売する必要があります。

つまり、在庫がない店舗で注文を受け、他店舗に発送依頼するなどの方法が禁止されているということです。

これは、責任の所在をはっきりとさせることが目的であると考えられます。

なお、**要指導医薬品**は特定販売が禁止されています。

◎特定販売ができるケース／できないケース

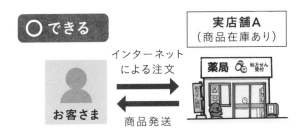

○できる

インターネットによる注文 →

← 商品発送

お客さま

実店舗A
（商品在庫あり）

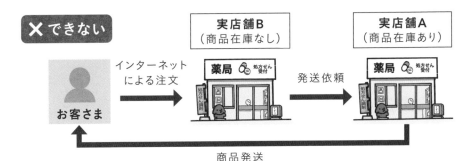

✕できない

インターネットによる注文

お客さま

実店舗B
（商品在庫なし）

発送依頼

実店舗A
（商品在庫あり）

商品発送

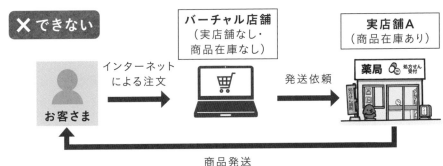

✕できない

インターネットによる注文

お客さま

バーチャル店舗
（実店舗なし・商品在庫なし）

発送依頼

実店舗A
（商品在庫あり）

商品発送

間違い探し

Q 次の文章の間違いを探してみましょう。
「店舗に在庫がない場合には、特定販売を行う他店から直接発送することができる。」

A 特定販売は、**店舗に貯蔵・陳列している在庫**を販売するものであり、他店から直接発送することはできません。

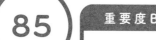

重要度B ｜ 医薬品の購入等に関する記録

「医薬品の購入等に関する記録」の内容を覚える方法はありますか？

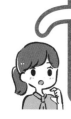

なぜ「記録」が必要になったのか、その経緯と目的を把握すれば、内容が簡単に覚えられます。

▶ くわしく解説 ◀

◎ 高額医薬品の偽造品流通がきっかけ

以前、C型肝炎治療薬「ハーボニー」の偽造品が流通する事件が発生しました。「ハーボニー」は非常に高価な薬ですが、その偽造品を「無許可の個人」が「卸売販売業者」に販売し、何度も転売を重ねた結果、最終的に薬局から患者さんの手に渡ったことで発覚しました。幸いなことに、健康被害は出ませんでしたが、この事件は業界に大きな衝撃を与えました。

◎ 譲渡する人の本人確認が必要に

「ハーボニー」の偽造品は、偽名を使った何者かによって現金問屋に持ち込まれたものでした。現金問屋とは、メーカー以外のルートから薬を仕入れ、正規ルートよりも安く販売する卸売販売業者のことをいいます。簡単に言うと、薬局や医療機関の余剰在庫の薬などを買い取って転売するのです。この事件を受けて厚生労働省は、全国の卸売販売業者や薬局などに対して、医薬品を**譲渡する人の本人確認**などを行うことを求める通知を発出しました。つまり、医薬品の売買の際に相手の**身元を確認するルール**になったのです。

◎ 記載事項は取引内容と相手の身元確認に関する項目

　薬局開設者は、医薬品を購入し、または譲り受けたときおよび薬局開設者、医薬品の製造販売業者、製造業者もしくは販売業者または病院、診療所もしくは飼育動物診療施設の開設者に販売し、または授与したときは、下表に掲げる事項を書面に記載しなければなりません。

　①〜③は「何を、何個、いつ取引したか」という**取引内容に関する項目**であり、④〜⑥は**相手の身元の確認に関する項目**です。記録が必要になった経緯とその目的を頭に入れておけば、自然に覚えられますね。

◎「医薬品の購入等に関する記録」の記載事項

①	品名
②	数量
③	購入もしくは譲受けまたは販売もしくは授与の年月日
④	購入もしくは譲り受けた者または販売もしくは授与した者の氏名または名称、住所または所在地および電話番号その他の連絡先
⑤	④の事項を確認するために提示を受けた資料 例：許可証の写しなど
⑥	医薬品の取引の任に当たる自然人が、購入者等と雇用関係にあることまたは購入者等から取引の指示を受けたことを示す資料 例：社員証や運送会社の配達伝票など、医薬品の取引に当たる人の身元確認資料
その他	・医療用医薬品の場合、ロット番号、使用期限の記載が必要である ・医療用医薬品以外の場合、ロット番号、使用期限の記載が望ましい

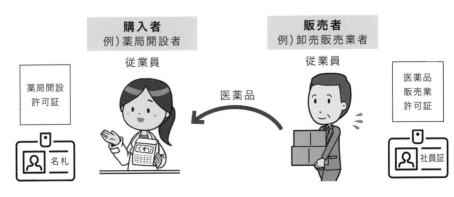

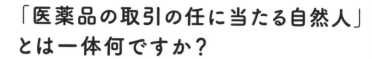

「医薬品の取引の任に当たる自然人」とは一体何ですか？

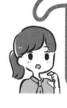

「自然人」は法律用語であり、「個人」のことを意味します。つまり、「医薬品の取引を遂行する従業員」のことを指します。

くわしく解説

　薬局における「医薬品の購入等に関する記録」の記載事項（Q85参照）⑥に、「自然人」という言葉が出てきます。法律では、さまざまな権利や義務の主体となる存在を「人」と呼びますが、そのうち、生まれながらに人格を持つ人を**自然人**、法律に基づいて人格を得る人を**法人**と呼びます。簡単にいうと、自然人は「個人」、法人は「会社」のことです。したがって「医薬品の取引の任に当たる自然人」とは、医薬品の取引を遂行する者のうち、営業所や薬局などの「事業者」ではなく、**会社の従業員や配達業の従業員**などの「個人」を意味します。

◎ **法律における「人」の定義**

自然人
生まれながらに人格を持つ人
（＝個人）
例）従業員

人
さまざまな権利・義務
の主体となる存在

法人
法律に基づいて人格を得る人
（＝会社）
例）薬局開設者（実際は個人の場合もある）

重要度C ｜ その他の遵守事項

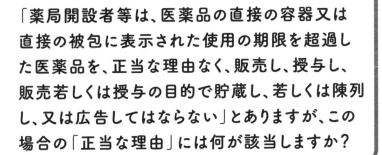

「薬局開設者等は、医薬品の直接の容器又は直接の被包に表示された使用の期限を超過した医薬品を、正当な理由なく、販売し、授与し、販売若しくは授与の目的で貯蔵し、若しくは陳列し、又は広告してはならない」とありますが、この場合の「正当な理由」には何が該当しますか？

「試験研究のために使う場合」などが該当します。ほかにも販売時に「正当な理由」や「理由」を確認する場合があります。

<kわしく解説>

「使用期限切れ医薬品の販売に正当な理由なんてあるの？」と不思議に思うかもしれませんが、**試験研究のために使う場合**などは販売が可能です。その他、販売時に「正当な理由」や「理由」を確認する場面があります。

◎ 販売時に「理由」を確認する必要のあるケース

「濫用等のおそれのある医薬品」を販売する際の確認事項の1つに、「当該医薬品を購入し、又は譲り受けようとする者が、**適正な使用のために必要と認められる数量**（原則1人1包装）を超えて当該医薬品を購入し、又は譲り受けようとする場合は、その**理由**」とあります。しかし、「複数個販売が可能な理由」は、厚生労働省から具体的に示されていないため、現状、店舗での運営ルールに従う形となっています。

また、要指導医薬品の販売について、「薬局開設者等は、要指導医薬品の使用者以外の者に対して、正当な理由なく、要指導医薬品を販売・授与してはならないこと」とされています。つまり、要指導医薬品は原則として、**本人以外に販売してはならない**ということです。この場合の「正当な理由」としては、**大規模災害**で本人が薬局を訪れることができないケースなどがあげられています。

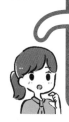

88

行政庁の監視指導・処分に関する問題を解くコツはありますか?

3つのポイントがあるのでお教えします。多くの問題はこれらのテクニックだけで正答できます。

くわしく解説

◎ ポイント①　3箇所に線を引いて誤りをチェック

　行政庁の監視指導・処分に関する問題を解くときは、まずは「誰が」「誰に（対して）」「命令する」の3箇所に線を引いてください。このうち、「誰に（対して）」の部分を変えたひっかけ問題がよく出題されます。

　例えば、次の記述では、下線部が「誰が」「誰に（対して）」「命令する」に当たります。

> <u>都道府県知事</u>は、店舗販売業における一般用医薬品の販売等を行うための業務体制が、基準（薬局並びに店舗販売業及び配置販売業の業務を行う体制を定める省令）に適合しなくなった場合、<u>店舗管理者</u>に対して、その業務体制の整備を命ずることができる。　　　　　　　　　　（誤）

　この場合、「誰に（対して）」に当たる部分が「店舗管理者に対して」となっていますが、正しくは「**店舗販売業者に対して**」です。このように、本来は「医薬品の販売業者」の名称を入れるべき部分を、「管理者」の名称に変えた問題がよく見受けられます。行政庁の監視指導・処分の対象となる者は、基本的に最終責任を持つ**薬局開設者**や**医薬品の販売業者**であ

り、**管理者**ではありません。「管理者」はあくまで各店舗の現場責任者であり、すべての店舗を統括する存在ではないからです。

なお、次の記述であれば「正」となります。

> 都道府県知事は、店舗販売業における一般用医薬品の販売等を行うための業務体制が、基準（薬局並びに店舗販売業及び配置販売業の業務を行う体制を定める省令）に適合しなくなった場合、店舗販売業者に対して、その業務体制の整備を命ずることができる。 （正）

◎ 行政庁の監視指導・処分に関する出題のポイント

誰が	誰に（対して）	何を命じる
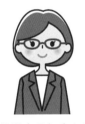	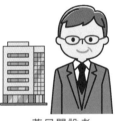	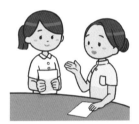
都道府県知事など	薬局開設者、 医薬品の販売業者など	業務体制の整備など

◎ ポイント② 「構造設備」は「配置販売業者」に注目

次のような記述が出た場合は、注意が必要です。

> 都道府県知事は、配置販売業者に対して、その構造設備が基準に適合しない場合においては、その構造設備の改善を命じ、又はその改善がなされるまでの間当該施設の全部若しくは一部の使用を禁止することができる。 （誤）

こちらは「配置販売業者に対して」ではなく、「薬局開設者又は医薬品の販売業者（配置販売業者を除く）に対して」が正しいです。構造設備につ

いては、医薬品の販売業者のうち、「配置販売業者を除く」となっていることがポイントです。この理由は次のQ89で解説します。

なお、次の記述であれば「正」となります。

> 都道府県知事は、<u>薬局開設者又は医薬品の販売業者（配置販売業者を除く）</u>に対して、その<u>構造設備が基準に適合しない場合</u>においては、その<u>構造設備の改善を命じ</u>、又はその改善がなされるまでの間<u>当該施設の全部若しくは一部の使用を禁止</u>することができる。　　（正）

◎ ポイント③　「収去させるもの」を確認

また、次の記述では、「収去させるもの」が「帳簿書類」となっています。

> 都道府県知事は、薬事監視員に、当該店舗に立ち入りさせ、<u>帳簿書類を収去させる</u>ことができる。　　（誤）

「収去」とは、その場から**取り去る**ことを意味する言葉です。しかし、帳簿書類の場合、**検査**させることは定められていますが、**収去**については定められていません。「収去させるもの」は帳簿書類でなく、「**不良医薬品の疑いのある物品**」です。

なお、次の記述であれば「正」となります。

> 都道府県知事は、薬事監視員に、<u>不良医薬品の疑いのある物品を、試験のため必要な最少分量に限り、収去させる</u>ことができる。　　（正）

ワンポイント

　行政庁の監視指導・処分に関する問題は、長文で難しく感じますが、コツをつかめば得点源にできます。ぜひマスターしましょう。

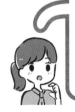

89

重要度B ｜ 行政庁の監視指導・処分

構造設備に関する記述において、「配置販売業者を除く」となっているのはなぜですか？

配置販売業者は店舗を持たない販売形態であり、「構造設備の基準」の対象外となっているためです。

くわしく解説

　薬局やドラッグストアを新しく始めようとする場合、クリアしなければならない要件が数多くあります。その1つが、店舗の構造設備を定める**薬局等構造設備規則**です。こちらには、店舗面積や照明の明るさ、貯蔵・陳列設備の用意など店舗の設備構造に関するルールが記載されています。**店舗**による販売形態である**薬局**や**店舗販売業**は、こちらの規則に従う必要がある一方、配置販売業は店舗を持たない販売形態であり、薬局等構造設備規則の**適用外**となっています。非常にマニアックですが、試験で狙われるポイントです。

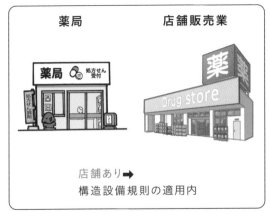

薬局　　　　　店舗販売業

店舗あり➡
構造設備規則の適用内

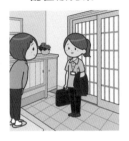

配置販売業

店舗なし➡
構造設備規則の適用外

「医薬品の適正使用・
安全対策」のオキテ

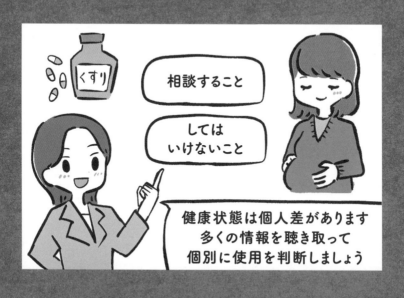

くすり

相談すること

しては
いけないこと

健康状態は個人差があります
多くの情報を聴き取って
個別に使用を判断しましょう

90

第5章の勉強に取り組む意欲が湧かないのですが、第5章を学ぶ意義は何ですか？おすすめの学習方法はありますか？

第5章では「医薬品のリスク管理」について学びます。現場での重要度は第3章に匹敵し、専門家としての登録販売者の存在意義ともいえる部分です。実際の添付文書を眺めてみると学習がはかどります。

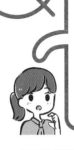

くわしく解説

　第5章のテーマは「医薬品の適正使用・安全対策」であり、簡単にいうと、**医薬品のリスク管理**についての内容です。具体的には「添付文書に関する知識」と「副作用情報に関する知識」の2つのパートに分かれており、前半の「添付文書に関する知識」では、**使用上の注意の具体的内容**を問う出題が難関となっています。

　後半の「副作用情報に関する知識」では、**副作用情報の収集や医薬品副作用被害救済制度**についての細かい知識が求められます。

◎ 第3章と第5章は学習の相乗効果がバツグン

　第3章では「薬」そのものの基礎知識について学びますが、第5章ではそれを踏まえ、医薬品を「人」に使用する際のリスクと、それを回避するための知識を学びます。そのため、第3章と第5章は知識が連動しており、点数も学習に比例して伸びることが多いです。受験生の中には第5章に興味が持てない人もいるようですが、**禁忌や副作用などのリスク面を考慮しつつ最適な薬を選ぶ力**は、医薬品販売の接客で最も重要な能力の1つです。第5章の知識は、まさに**専門家の存在意義**ともいえる部分なのです。

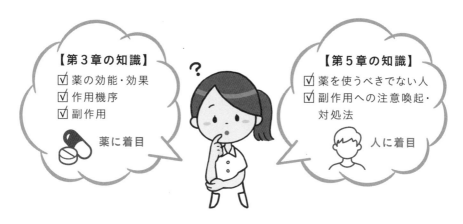

【第3章の知識】
☑ 薬の効能・効果
☑ 作用機序
☑ 副作用

薬に着目

【第5章の知識】
☑ 薬を使うべきでない人
☑ 副作用への注意喚起・
　対処法

人に着目

◎ 医薬品副作用被害救済制度は実務でも「常識」

　医薬品副作用被害救済制度に関する知識は、医薬品に携わる者にとっては「常識」ともいえるテーマです。医薬品副作用被害救済制度は、医薬品を**適正使用**したにもかかわらず発生した副作用について、**医療費などが給付**される制度です。そのため、お客さまから「副作用が現れた」と相談されたときに紹介するだけでなく、**OTC医薬品を濫用している疑いのある**お客さまに説明することもあります。用法用量通りに使わず副作用が発生した場合には制度の対象外となり、明らかにお客さまの金銭的損失となるとアドバイスできるのです。必ず押さえておきましょう。

◎ 添付文書で第5章を攻略しよう

　添付文書は第5章の学習内容が詰め込まれた非常によい資料です。そのため、学習を進めるときは、実際に添付文書を確認することをおすすめします。医薬品の接客をするイメージが湧いてモチベーションが上がりますし、「使用上の注意」を読むだけでもよい復習になります。自宅にOTC医薬品がなければ、インターネットからでも印刷が可能です。**（独）医薬品医療機器総合機構**（PMDA）の添付文書検索ページで、「販売名」や「成分名」などを入力して検索してみましょう。

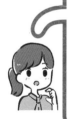

91

第5章の「してはいけないこと」と「相談すること」に関する問題が苦手なのですが、なぜ分ける必要があるのですか？ すべて「してはいけないこと」ではダメなのでしょうか？

すべて「してはいけないこと」にしてしまうと、薬を使える人が少数になってしまうため、分ける必要があるのです。

くわしく解説

◎ OTC医薬品の主役は一般消費者

OTC医薬品は一般消費者が自ら選んで使うものです。そのため、OTC医薬品を使える人はできるだけ多い方が、一般消費者の利益になります。

例えば、一般的に高齢者は肝臓・腎臓の機能が低下して、持病のある方もよくいらっしゃいます。このような理由から高齢者は多くの成分で「相談すること」になっています。

しかし、高齢者がすべて「相談すること」ではなく「してはいけないこと」にされてしまった場合、使用できるOTC医薬品が増え、多くの人が医療機関にかかることになります。

医療費削減の目的でセルフメディケーションを推進しているはずが、セルフメディケーションができないのであれば、本末転倒になってしまいますね。

◎ できるだけ多く情報を聴き取り健康状態を判断しよう

お客さまの健康状態は白か黒かで明確に分けられるものではなく、グラデーションになっています。高齢者であっても基礎体力や生理機能の衰え

の度合いは**個人差**が大きく、年齢のみからリスクを判断するのは困難です。そこで登録販売者は、お客さまから情報をできるだけ多く聴き取り、OTC医薬品の使用可否を**個別に判断**します。

「相談すること」の判断は**登録販売者の最も大切な業務の１つ**ですので、しっかり学習しておきましょう。

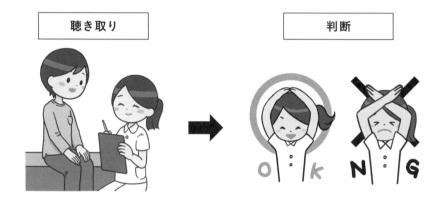

◎ 「してはいけないこと」と「相談すること」に規則性はある？

添付文書の「してはいけないこと」と「相談すること」を覚える際に、何か規則性はありますか？ と聞かれることがあります。

しかし、添付文書は**最新の論文やその他の知見に基づいて記載されている**ため、同じ分類に属するそれぞれの成分が、「してはいけないこと」になっているのか、それとも「相談すること」になっているのかは、基本的に規則性がありません。

そのため、非常に対策しにくい分野ではありますが、学習方法は次のQ92でくわしく解説しています。ぜひ参考にしてください。

ワンポイント

「使用上の注意」に関する問題は、出題頻度の高い成分から順に対策していきましょう。

92

| 重要度A | 使用上の注意 |

「してはいけないこと」と「相談すること」に関する問題で、頻出のものを教えてください。

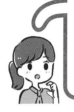

解熱鎮痛成分（イブプロフェン、アスピリン、アセトアミノフェン）やカフェイン、スクラルファート、プソイドエフェドリン塩酸塩やジフェンヒドラミン塩酸塩などが特に頻出です。

▶ くわしく解説 ◀

◎ 「繰り返し解く」＆「先に第3章をしっかり学ぶ」で攻略

「使用上の注意」の内容をすべて覚えるのは困難です。ただし、出題傾向はおおむね決まっているので、「何度も繰り返し問題を解いて慣れる」のが手っ取り早い攻略法です。それでもやみくもに学習するのは非効率なので、右ページ表の頻出成分から取りかかりましょう。まれにマニアックな成分が問われることもありますが、その場合は「難易度を調整するために入れられた問題」であると認識し、ほかの問題で得点できるよう気持ちを切り替えましょう。

また、「使用上の注意」に関する知識は第3章の知識と連動しています。そのため、この部分が苦手な人は、第3章も理解が不足しているのではないでしょうか？ 第3章の知識が固まれば、「使用上の注意」の得点力アップが期待できます。当てはまると思った人は、まず第3章の学習を進めてください。

◎ 「どのような人に注意すべきか」から覚える

「使用上の注意」に関する問題は、大きく分けて、「注意すべき人」を問

うものと、「**注意すべき理由**」を問うものに分かれます。まずは大きな分類として「注意すべき人」を覚えましょう。例えば、イブプロフェンの場合、「15歳未満の小児」は「してはいけないこと」になっていますが、その理由は「一般用医薬品では、小児向けの製品はないため」です。まずは対象者を覚え、後からその理由を覚えましょう。

◎ 第5章で押さえておきたい20成分

分類	成分グループ	成分名	出題頻度
解熱鎮痛薬	プロピオン酸系解熱鎮痛成分	イブプロフェン	A
	サリチル酸系解熱鎮痛成分	アスピリン	A
	解熱鎮痛成分	アセトアミノフェン	A
眠気防止薬	キサンチン系成分	カフェイン	A
乗り物酔い防止薬	抗コリン成分	スコポラミン臭化水素酸塩水和物	B
鎮咳去痰薬	麻薬性鎮咳成分	ジヒドロコデインリン酸塩	B
	キサンチン系気管支拡張成分	ジプロフィリン テオフィリン	B
胃の薬	胃粘膜保護成分	スクラルファート	A
		アルジオキサ	C
	局所麻酔成分	アミノ安息香酸エチル	B
		オキセサゼイン	C
止瀉薬	収斂成分	タンニン酸アルブミン	A
	抗コリン成分	ロートエキス	A
	腸管運動抑制成分	ロペラミド塩酸塩	B
瀉下薬	大腸刺激性瀉下成分	センノシド	A
内服アレルギー用薬・鼻炎用内服薬	アドレナリン作動成分	プソイドエフェドリン塩酸塩	A
	抗ヒスタミン成分	ジフェンヒドラミン塩酸塩	A
外皮用薬	非ステロイド性抗炎症成分	インドメタシン	C
漢方薬	痛みに用いられる漢方薬	芍薬甘草湯	A

インドメタシンやフェルビナクなどが配合された外用鎮痛消炎薬は、「喘息を起こしたことがある人」は「してはいけないこと」になっていますが、なぜ「アスピリン喘息」に限定されていないのですか？

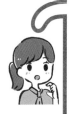

「アスピリン喘息」に限定されていない理由は不明です。しかし、内服の解熱鎮痛成分と外用の鎮痛消炎成分では、添付文書における記載内容が異なることに留意しましょう。

くわしく解説

　内服の解熱鎮痛成分（アスピリンやイブプロフェンなど）の場合、「アスピリン喘息を起こしたことがある人」は「してはいけないこと」になっていますが、あくまで「アスピリン喘息」と対象者が限定されています。

　一方、インドメタシンやフェルビナクなどが配合された**外用鎮痛消炎薬**では、「喘息を起こしたことがある人」は「してはいけないこと」となっており、対象者が拡大されています。いずれも同じ非ステロイド性抗炎症成分であるため、このような違いがあるのは不思議に思いますよね。

◎ 医療用医薬品ではアスピリン喘息が禁忌となっている

　医療用医薬品の添付文書の場合、どのような書き方になっているでしょうか。一般用医薬品との比較のために、喘息関連の記載を見てみましょう。

　医療用医薬品のインドメタシンやフェルビナク、ロキソプロフェンが配合された外用鎮痛消炎薬では、**アスピリン喘息の人は「禁忌」**、気管支喘息の人は「特定の背景を有する患者に関する注意」になっています。

成分名	禁忌	「特定の背景を有する患者に関する注意」
インドメタシン、フェルビナク、ロキソプロフェンなど	アスピリン喘息の人	気管支喘息の人

◎ 一般用医薬品では喘息が「してはいけないこと」になっている

　一方、一般用医薬品の場合、インドメタシンやフェルビナクなどが配合された外用鎮痛消炎薬で喘息を起こしたことがある人は「してはいけないこと」になっています。

　しかし、ロキソプロフェンが配合された外用鎮痛消炎薬では、**アスピリン喘息**を起こしたことがある人は「してはいけないこと」、**気管支喘息**を起こしたことがある人は「相談すること」になっています。

成分名	してはいけないこと	相談すること
インドメタシン、フェルビナクなど	喘息を起こしたことがある人	―
ロキソプロフェン	アスピリン喘息を起こしたことがある人	気管支喘息を起こしたことがある人

　ここからわかることは、一般用医薬品のロキソプロフェンは、**医療用医薬品の添付文書に近い表現**になっているということです。しかし、なぜ各成分で記載内容に差があるのか、その理由は定かではありません。

　ただし、試験では今現在、ロキソプロフェンについては出題されていませんので、みなさんが覚えるべきものは、**インドメタシンやフェルビナク**などの場合、喘息を起こしたことがある人が「**してはいけないこと**」になっているということです。

　理由付けが難しく覚えにくいですが、試験で意外によく出てくるため、必ず押さえるようにしましょう。

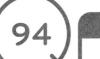

重要度B　　　　　使用上の注意

第5章では、テオフィリンやペントキシベリンクエン酸塩など、第3章では見たことのない成分も掲載されていますが、これも覚えるべきでしょうか？

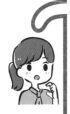

テオフィリンは高頻度で出題されるため、覚えましょう。

▶ くわしく解説

◎ 第3章で学ばない成分も出題される可能性がある

　第5章では、第3章で学ばない成分が出題されることがあります。それらの成分の使用上の注意や出題頻度は右ページの表の通りです。

　なお、ジプロフィリンは第3章でも出題されますが、ほかのキサンチン系成分との比較のために記載しています。

▶ 間違い探し

Q 次の文章の間違いを探してみましょう。
『一般用医薬品の添付文書において、テオフィリンは乳児に昏睡を起こすおそれがあるため、「次の人は使用（服用）しないこと」の項に、「授乳中の人は本剤を服用しないか、本剤を服用する場合は授乳を避けること」と記載されている。』

A 「乳児に昏睡を起こすおそれがあるため」ではなく、「乳児に**神経過敏**を起こすことがあるため」が正しい。

◎ 使用上の注意と出題頻度

成分グループ	成分名	使用上の注意	出題頻度
キサンチン系気管支拡張成分	ジプロフィリン	【相談すること】 てんかんの人 理由：中枢神経系の興奮作用により、てんかんの発作を引き起こすおそれがあるため **甲状腺機能障害、甲状腺機能亢進症の人** 理由：中枢神経系の興奮作用により、症状の悪化を招くおそれがあるため **心臓病の人** 理由：心臓に負担をかけ、心臓病を悪化させるおそれがあるため	B
	テオフィリン	【してはいけないこと】 授乳中の人 理由：乳児に神経過敏を起こすことがあるため	B
	アミノフィリン水和物	【相談すること】 **発熱している小児、痙攣を起こしたことがある小児** 理由：痙攣を誘発するおそれがあるため	C
非麻薬性鎮咳成分	ペントキシベリンクエン酸塩	【相談すること】 授乳中の人 理由：乳汁中に移行する可能性があるため 緑内障の人 理由：抗コリン作用によって房水流出路（房水通路）が狭くなり、眼圧が上昇し、緑内障を悪化させるおそれがあるため	－

> **ワンポイント**
>
> キサンチン系成分は、語尾が「～フィリン」で終わるために判別しやすいですが、「ジプロフィリン」と「テオフィリン、アミノフィリン水和物」との間で「使用上の注意」の内容が異なります。注意しましょう。

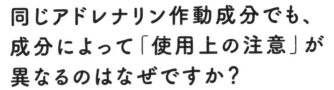

同じアドレナリン作動成分でも、成分によって「使用上の注意」が異なるのはなぜですか？

成分によって、副作用の出方や薬理作用などが異なるからです。

くわしく解説

　まず知っておきたいのは、「プソイドエフェドリン塩酸塩」において「してはいけないこと」とされている病気（下図参照）は、「プソイドエフェドリン塩酸塩以外のアドレナリン作動成分（メチルエフェドリン塩酸塩、トリメトキノール塩酸塩水和物、フェニレフリン塩酸塩、メトキシフェナミン塩酸塩等、マオウ）」では「相談すること」になっているということです。すべてのアドレナリン作動成分で内容が同じであれば覚えやすいのですが、なぜこのような違いが発生するのでしょうか？

してはいけないこと	相談すること
【プソイドエフェドリン塩酸塩】 ・前立腺肥大による排尿困難の人 ・心臓病の人 ・高血圧の人 ・甲状腺機能障害の人 ・糖尿病の人	**【プソイドエフェドリン塩酸塩以外のアドレナリン作動成分】** ・排尿困難の人 　※「マオウを含む漢方処方製剤」について ・心臓病の人 ・高血圧の人 ・甲状腺機能障害の人 ・糖尿病の人

添付文書は、**最新の論文やその他の知見**に基づいて記載されているため、新しく**副作用情報**が集積した場合などに「使用上の注意」が改訂されることもあります。同じ「アドレナリン作動成分」であっても成分ごとに**副作用の出方には違い**があるため、添付文書の内容も違ってくるのです。

　さらに、同じ「アドレナリン作動成分」であるのにもかかわらず、プソイドエフェドリン塩酸塩は主に**鼻炎薬**に、メチルエフェドリン塩酸塩は主に**鎮咳去痰薬**に配合されています。この理由は、次で解説します。

◎ アドレナリン受容体と個性ある「アドレナリン作動成分」

　アドレナリン受容体には大きく分けてα_1、α_2、βという3つの種類があります。さらに「サブタイプ」と呼ばれる分類もありますが、下図では、主なもののみ示しています。

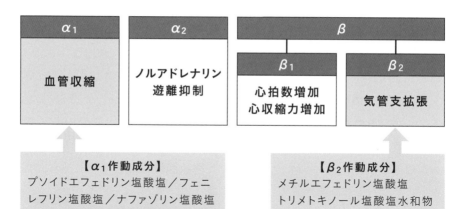

α_1	α_2	β_1	β_2
血管収縮	ノルアドレナリン遊離抑制	心拍数増加 心収縮力増加	気管支拡張

【α_1作動成分】
プソイドエフェドリン塩酸塩／フェニレフリン塩酸塩／ナファゾリン塩酸塩／テトラヒドロゾリン塩酸塩

【β_2作動成分】
メチルエフェドリン塩酸塩
トリメトキノール塩酸塩水和物

　このうちα_1は**血管収縮**に関与し、β_2は**気管支拡張**に関わっています。つまり「アドレナリン作動成分」は、どの受容体を主な標的にするかによって作用が異なるのです。例えば、プソイドエフェドリン塩酸塩は**鼻の血管収縮作用**があるため鼻炎薬に配合され、メチルエフェドリン塩酸塩は**気管支拡張作用**を期待して主に鎮咳去痰薬に配合されます。アドレナリン受容体は、試験では出題されないので覚える必要はありません。しかし、それぞれの「アドレナリン作動成分」で副作用や薬理作用に個性があり、「使用上の注意」の記載内容が異なることは頭に入れておきましょう。

96

甲状腺疾患、甲状腺機能障害、甲状腺機能亢進症に関わる「使用上の注意」が難しくて理解できません。どうしたらよいですか？

まずは甲状腺の機能を理解し、注意すべき「理由」はキーワードで押さえます。また、甲状腺関連で注意すべき成分のうち、アドレナリン作動成分とジプロフィリンは必ず覚えましょう。

▶ くわしく解説 ◀

◎ 甲状腺と甲状腺疾患の種類

　甲状腺は、**のどぼとけ**の下にある「蝶」のような形をした分泌腺で、摂取された**ヨウ素**から**甲状腺ホルモン**を産生します。甲状腺ホルモンは、体の**新陳代謝**を促進し、**交感神経系**を活発にする働きがあります。

　また、甲状腺疾患には大きく分けて、**甲状腺機能障害**と甲状腺腫瘍があり、前者の甲状腺機能障害は、さらに次の２つに分けられます。

[甲状腺機能低下症]

　新陳代謝が低下し、寒がる、息切れする、体重が増えるなどの症状が現れる。例）**橋本病**

[甲状腺機能亢進症]

　新陳代謝が亢進し、汗をかきやすい、暑がる、体重が減るなどの症状が現れる。例）**バセドウ病**

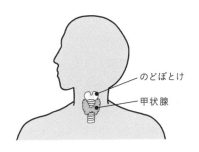

のどぼとけ
甲状腺

◎ 甲状腺関連の「使用上の注意」の攻略法

　試験では、「理由」の正誤を問われることがあります。「理由」を覚えるときは下表の赤字部分を押さえておきましょう。

◎「してはいけないこと」（基礎疾患等）

診断名	成分名	理由
甲状腺機能障害	プソイドエフェドリン塩酸塩	甲状腺機能亢進症の主症状は、交感神経系の緊張等によってもたらされており、交感神経系を興奮させる成分は、症状を悪化させるおそれがあるため

◎「相談すること」（基礎疾患等）

診断名	成分名	理由
甲状腺疾患	ヨウ素系殺菌消毒成分（ポビドンヨード等）	ヨウ素の体内摂取が増える可能性があり、甲状腺疾患の治療に影響を及ぼすおそれがあるため
甲状腺機能障害、甲状腺機能亢進症	プソイドエフェドリン塩酸塩以外のアドレナリン作動成分、マオウ	甲状腺機能亢進症の主症状は、交感神経系の緊張等によってもたらされており、交感神経系を興奮させる成分は、症状を悪化させるおそれがあるため
	ジプロフィリン	中枢神経系の興奮作用により、症状の悪化を招くおそれがあるため
	カルシウム成分（沈降炭酸カルシウム等）	甲状腺ホルモンの吸収を阻害するおそれがあるため

　アドレナリン作動成分と**ジプロフィリン**は必ず覚えましょう。なお、ヨウ素系殺菌消毒成分やカルシウム成分の出題頻度は低めです。

[アドレナリン作動成分]

　アドレナリン作動成分のうち、**プソイドエフェドリン塩酸塩**は「してはいけないこと」、**それ以外のアドレナリン作動成分**（メチルエフェドリン塩酸塩等）は「相談すること」になっています。注意すべき「理由」はアドレナリン作動成分が持つ**交感神経系の興奮作用**によるものです。

[ジプロフィリン]

　ジプロフィリンは**中枢神経系を興奮させる成分**です。こちらも注意すべき「理由」は成分が持つ作用そのものになっています。

97

重要度B　　｜　　使用上の注意

15歳未満の小児に使えない成分のよい覚え方はありますか？

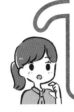

多くの成分が解熱鎮痛成分と抗ヒスタミン成分です。まずはそのイメージを持つことから始めましょう。

くわしく解説

15歳未満の小児に注意すべき成分は、以下の通りです。

◎「**してはいけないこと**」（**15歳未満の小児**）

成分グループ	成分名	理由
サリチル酸系解熱鎮痛成分	アスピリン、アスピリンアルミニウム、サザピリン、サリチル酸ナトリウム	外国で**ライ症候群**の発症との関連性が示唆されているため
抗ヒスタミン成分	プロメタジンメチレンジサリチル酸塩	
	プロメタジンを含む成分（プロメタジン塩酸塩等）	外国で**乳児突然死症候群**、乳児睡眠時無呼吸発作のような致命的な呼吸抑制が現れた報告があるため
	抗ヒスタミン成分を主薬とする催眠鎮静薬（睡眠改善薬）	小児では、**神経過敏**、興奮を起こすおそれが大きいため
解熱鎮痛成分	イブプロフェン	一般用医薬品では、**小児向けの製品はないため**
局所麻酔成分	オキセサゼイン	
腸管運動抑制成分	ロペラミド	外国で乳幼児が過量摂取した場合に、中枢神経系障害、呼吸抑制、腸管壊死に至る**麻痺性イレウス**を起こしたとの報告があるため

また、次の成分は、「水痘（水疱瘡）もしくはインフルエンザにかかっている、またはその疑いのある乳・幼・小児（15歳未満）」に使用する場合は「相談すること」です。

◎「相談すること」（15歳未満の小児）

成分グループ	成分名	理由
サリチル酸系解熱鎮痛成分	サリチルアミド、エテンザミド	構造が類似しているアスピリンにおいて、ライ症候群の発症との関連性が示唆されており、原則として使用を避ける必要があるため

［ライ症候群］

　主として小児が水痘（水疱瘡）やインフルエンザ等のウイルス性疾患に罹っているときに、激しい嘔吐や意識障害、痙攣などの急性脳症の症状を呈する症候群です。その発生はまれですが、死亡率が高く、生存した場合も脳に重い障害を残すなど予後不良です。ライ症候群は特に、サリチル酸系解熱鎮痛成分が使用された場合に多いとされています。アスピリンを始めとするサリチル酸系解熱鎮痛成分のほとんどは15歳未満への使用が禁止されていますが、サリチルアミドとエテンザミドは、条件付（水痘やインフルエンザに罹患または疑いのある場合）で15歳未満への使用が「相談すること」になっています。同じサリチル酸系解熱鎮痛成分でも、「使用上の注意」が微妙に異なることに留意しましょう。

［乳児突然死症候群］

　乳児突然死症候群は、何の予兆や既往歴もないまま乳幼児が死に至る原因不明の病気です。プロメタジンを小児に投与した場合、乳児突然死症候群などが現れたとの報告があるため、注意が必要です。

［麻痺性イレウス］

　麻痺性イレウスは、腸管の動きが鈍くなり排便が困難になって起こる病気であり、ロペラミドなどの医薬品で引き起こされることもあります。ロペラミドは、腸の運動を強力に抑えることで下痢止め作用を発揮する薬です。作用が強く出過ぎた場合に起こる副作用であると覚えましょう。

重要度C | 使用上の注意

「6歳未満の小児」などの言葉が出てきますが、6歳未満は「乳幼児」ではないのでしょうか？

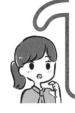

質問の通りなのですが、年齢区分はあくまで「目安」であると考えましょう。

くわしく解説

　第1章を学習している受験生から、第5章における「6歳未満の小児、3歳未満の小児などの年齢区分の表現は正しいのか」「小児は7歳以上15歳未満ではないのか」と質問されることがあります。例えば第5章の「してはいけないこと」には、以下のような記載があります。

年齢	成分名	理由
6歳未満の小児	アミノ安息香酸エチル	メトヘモグロビン血症を起こすおそれがあるため
3歳未満の小児	ヒマシ油類	記載なし

　確かに「6歳未満の乳幼児」「3歳未満の乳幼児」といった表現がしっくりきますし、添付文書でも「乳幼児」と書かれているものがほとんどです。しかし、第5章ではこうした表現が使われないことがあります。ただし、令和4年手引き改訂では、「一般的に15歳未満を小児とすることもあり、具体的な年齢が明らかな場合は、医薬品の使用上の注意においては、「3歳未満の小児」等と表現される場合がある。」と追記されました。よって、第1章「年齢区分の目安」に沿わない表現でも気にしなくて構いません。

重要度A │ 副作用情報等の収集

副作用情報の収集とその評価・措置の項目では、製薬企業や厚生労働省、総合機構などいろいろな組織が出てきますが、全体像がつかめません。結局のところ誰が何をやるのでしょうか?

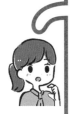

副作用情報は、集められた後に評価され、適切な措置が取られます。さまざまな機関が登場するためわかりにくいですが、副作用情報の流れを頭に入れることで簡単に理解できます。

▶ くわしく解説

◎ 副作用情報等の収集には制度が2つある

最初の段階は副作用情報の**収集**ですが、ここで必ず覚えておきたいものとして、次の2つの制度があります。

①医薬品・医療機器等安全性情報報告制度
②企業からの副作用等の報告制度

①は**医薬関係者**から**厚生労働大臣**への副作用報告義務であり、実務上は報告書を独立行政法人医薬品医療機器総合機構（**総合機構**）に提出します。なお、医薬関係者とは、「薬局開設者、病院、診療所若しくは飼育動物診療施設の開設者又は医師、歯科医師、薬剤師、**登録販売者**、獣医師その他の医薬関係者」のことです。

一方、②は**製造販売業者**（メーカー）から**厚生労働大臣**への副作用報告

義務であり、こちらも実務上は報告書を総合機構に提出します。これらの関係性を図にすると次の通りになります。

◎ 副作用等報告制度のしくみ

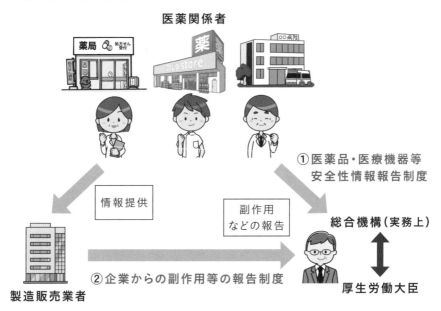

◎ 独立行政法人医薬品医療機器総合機構（総合機構、PMDA）

総合機構は厚生労働省所管の独立行政法人であり、厚生労働省が医薬品などの行政にかかる権限を行使するうえで重要な根拠を提供する役割を担っています。

◎ 副作用情報等の評価と措置

次の段階は、集められた副作用情報の評価と措置です。収集された副作用情報は、その医薬品の製造販売業者などにおいて評価・検討され、必要な安全対策が図られます。

また、各制度により集められた副作用情報については、総合機構において専門委員の意見を聴きながら調査検討が行われます。

その結果に基づき、**厚生労働大臣**は、薬事・食品衛生審議会の意見を聴いて、**使用上の注意の改訂の指示**などを通じて注意喚起のための情報提供や、効能・効果や用法・用量の一部変更、調査・実験の実施の指示、製造・販売の中止、製品の回収など安全対策上必要な行政措置を講じます。

　なお、下図の「PMDAメディナビ」とは、総合機構の医薬品医療機器情報配信サービスによる配信のことをいいます。

◎ 副作用情報等の評価と措置

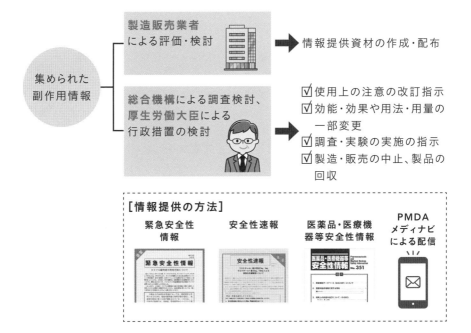

ワンポイント

　副作用情報の収集・評価・措置の中心となるのは、医薬関係者、製造販売業者、厚生労働大臣、総合機構の4者です。この4者の関係性を意識しながら知識を加えていけば、攻略は難しくありません。

100 給付の種類（医療費、医療手当、障害年金、障害児養育年金、遺族年金、遺族一時金、葬祭料）の効率的な覚え方はありますか？

給付の種類は「副作用の結果どうなったか？」という観点で覚え、どのような給付なのかは「給付の種類の名称」から推測できるようにしましょう。

くわしく解説

　副作用の結果としては、**入院・障害・死亡**の3つのケースがあります。それぞれのケースにおける給付の種類は、次の通りです。

入院	医療費、医療手当
障害	障害年金、障害児養育年金
死亡	遺族年金、遺族一時金、葬祭料

◎ 入院となった場合の給付

　医療費と**医療手当**があります。医療費は治療に要した費用を**実費補償**するものであり、医療手当は**医療費以外の費用の負担**に着目して給付されるものです。

◎ 障害が残った場合の給付

　障害年金と**障害児養育年金**があります。障害年金は**18歳以上**の人の生活補償などを目的として給付されるものであり、障害児養育年金は**18歳未満**の人を養育する人に対して給付されるものです。

◎ 死亡した場合の給付

　遺族年金、遺族一時金、葬祭料の３つがあります。まず、遺族年金と遺族一時金は、亡くなった人が**生計維持者**かどうかで区別されます。

　遺族年金は生計維持者が亡くなった場合に給付されるもので、遺族一時金は生計維持者以外の人が亡くなった場合に給付されるものです。「年金」と「一時金」という言葉の違いは、「年金」は毎年継続的に支給されるものであり、「一時金」は一度に支払われるものということです。一般的に、生計維持者が亡くなった場合の方が、経済面で**生活の立て直しに時間がか****かります**。そのため、生計維持者が亡くなった場合には、一時金ではなく**年金**が支給されると覚えるようにしましょう。

　なお、葬祭料は言葉のままであり、死亡した人の葬祭を行うことに伴う出費に着目して給付されるものです。

◎ 給付の種類

入院となった場合の給付

医療費
目的：治療に要した費用の補償

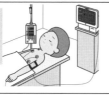

医療手当
目的：医療費以外の費用（入院中の食事代など）の補償

障害が残った場合の給付

障害年金
目的：18歳以上の人の生活補償

障害児養育年金
目的：18歳未満の人の生活補償

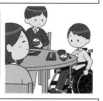

死亡した場合の給付

遺族年金
目的：生計維持者が死亡した場合の遺族の生活の立て直し

遺族一時金
目的：生計維持者以外の人が死亡した場合の遺族への見舞

葬祭料
目的：葬祭の出費への補償

最後に、各給付についてまとめています。請求期限がないのは、「障害」関連の給付のみであることは押さえておきましょう。

◎ 給付の種類のまとめ

結果		給付の種類	請求の期限
入院	医療費	医薬品の副作用による疾病の治療※1に要した費用を実費補償するもの（健康保険等による給付の額を差し引いた自己負担分）	医療費の支給の対象となる費用の支払いが行われたときから5年以内
	医療手当	医薬品の副作用による疾病の治療※1に伴う医療費以外の費用の負担に着目して給付されるもの（定額）	請求に係る医療が行われた日の属する月の翌月の初日から5年以内
障害	障害年金	医薬品の副作用により一定程度の障害の状態にある18歳以上の人の生活補償等を目的として給付されるもの（定額）	請求期限なし
	障害児養育年金	医薬品の副作用により一定程度の障害の状態にある18歳未満の人を養育する人に対して給付されるもの（定額）	
死亡	遺族年金	生計維持者が医薬品の副作用により死亡した場合に、その遺族の生活の立て直し等を目的として給付されるもの（定額） →最高10年間を限度とする	死亡のときから5年以内※2。遺族年金を受けられる先順位者が死亡した場合は、その死亡のときから2年以内
	遺族一時金	生計維持者以外の人が医薬品の副作用により死亡した場合に、その遺族に対する見舞等を目的として給付されるもの（定額）	遺族年金と同じ
	葬祭料	医薬品の副作用により死亡した人の葬祭を行うことに伴う出費に着目して給付されるもの（定額）	

※1 医療費、医療手当の給付の対象となるのは副作用による疾病が「入院治療を必要とする程度」の場合
※2 死亡前に医療費、医療手当、障害年金又は障害児養育年金の支給決定があった場合には、死亡のときから2年以内

村松 早織（むらまつ・さおり）
株式会社東京マキア代表取締役。薬剤師。
名城大学薬学部を卒業後、医療用医薬品卸売企業、大小のドラッグストアでの勤務を経て、2016年に株式会社東京マキアを立ち上げる。
現在は、登録販売者や受験生向けの講義を中心に事業を展開中。
XやYouTube（やっけんちゃんねる）などでは、延べ2万人を超えるフォロワーに向けてOTC医薬品についての情報発信を行う。ニックネームは「ムラマツコ」。
著書に『医薬品暗記帳 医薬品登録販売者試験絶対合格！「試験問題作成に関する手引き 第3章」徹底攻略』（金芳堂）、共著に『これで完成！登録販売者全国過去問題集』（KADOKAWA）などがある。

◎Xアカウント：@saori_tmaquilla
◎YouTubeチャンネル「やっけんちゃんねる」ハンドル：@yakkench

むらまつ さ おり　　とうろくはんばいしゃ ごうかく
村松早織の登録販売者 合格のオキテ100

2024年1月30日　初版発行

　　　　　　　　むらまつ　さ おり
著者／村松 早織

発行者／山下 直久

発行／株式会社KADOKAWA
〒102-8177　東京都千代田区富士見2-13-3
電話 0570-002-301（ナビダイヤル）

印刷所／株式会社加藤文明社印刷所

製本所／株式会社加藤文明社印刷所

●お問い合わせ
https://www.kadokawa.co.jp/（「お問い合わせ」へお進みください）
※内容によっては、お答えできない場合があります。
※サポートは日本国内のみとさせていただきます。
※Japanese text only

定価はカバーに表示してあります。

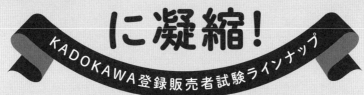

「信頼」のトップ講師が執筆

合格メソッドを1冊に凝縮!

KADOKAWA登録販売者試験ラインナップ

インプット用テキスト	アウトプット用問題集
独学者に最適。 確実合格の新定番!	受験地域対策ができる 必携の1冊

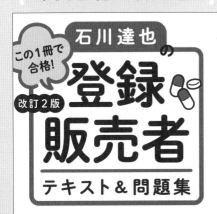

この1冊で合格!

石川達也の

改訂2版

登録販売者

テキスト&問題集

図解&オールカラーで断トツにわかりやすい　一問一答と模擬試験のオールインワンで万全

最強YouTuber講師の人気講義を再現!

登録販売者試験講師　石川達也

KADOKAWA

改訂2版 この1冊で合格!
石川達也の登録販売者テキスト&問題集

2023年度版

\これで完成!/

登録販売者

全国

過去問題集

登録販売者試験講師
石川達也／鎌田晃博／村松早織

トップ講師が

最新・令和4年度実施

全8ブロック960問を

完全解説!

使いやすい2色刷の別冊解説

KADOKAWA

これで完成!登録販売者全国過去問題集
※カバー写真は2023年度版のものです。

ポイントを押さえた解説、
豊富な図解・イラスト、使いやすさに
自信があります!

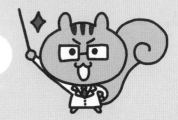

※上記書籍は、全国の書店およびネット書店にてお買い求めいただけます。